AUTODEFESA PSÍQUICA

· DION FORTUNE ·
AUTODEFESA PSÍQUICA

TRADUÇÃO
KARINA GERCKE

TEMPORALIS

Título original: *Psychic Self-Defense*

Copyright © by Dion Fortune

Autodefesa psíquica

1ª edição: Setembro 2023

Direitos reservados desta edição: CDG Edições e Publicações

O conteúdo desta obra é de total responsabilidade do autor e não reflete necessariamente a opinião da editora.

Autor:
Dion Fortune

Tradução:
Karina Gercke

Preparação de texto:
3GB Consulting

Revisão:
Paola Sabbag Caputo
Rebeca Michelotti

Projeto gráfico e diagramação:
Vitor Donofrio (Paladra Editorial)

Capa:
Dimitry Uziel

DADOS INTERNACIONAIS DE CATALOGAÇÃO NA PUBLICAÇÃO (CIP)

Fortune, Dion
  Autodefesa psíquica / Dion Fortune ; tradução de Karina Gercke. — Porto Alegre : Citadel, 2023.
  304 p.

  ISBN 978-65-5047-229-0
  Título original: Psychic Self-Defense

  1. Ciências ocultas 2. Espiritualidade I. Título II. Gercke, Karina

23-1552   CDD - 133

Angélica Ilacqua - Bibliotecária - CRB-8/7057

Produção editorial e distribuição:

contato@citadel.com.br
www.citadel.com.br

SUMÁRIO

Prefácio 7

PARTE I. TIPOS DE ATAQUE PSÍQUICO
Capítulo 1. Sinais de ataque psíquico 29
Capítulo 2. Análise da natureza do ataque psíquico 38
Capítulo 3. Um caso de bruxaria moderna 55
Capítulo 4. Projeção do corpo etérico 65
Capítulo 5. Vampirismo 75
Capítulo 6. Assombrações 85
Capítulo 7. A patologia dos contatos não humanos 106
Capítulo 8. Os riscos inerentes à magia cerimonial 122

PARTE II. DIAGNÓSTICO DIFERENCIAL
Capítulo 9. Distinção entre ataque psíquico objetivo e distúrbio psíquico subjetivo 145
Capítulo 10. Perigos não ocultos da Loja Negra 157
Capítulo 11. O elemento psíquico no distúrbio mental 169

PARTE III. O DIAGNÓSTICO DE UM ATAQUE PSÍQUICO
Capítulo 12. Métodos empregados para realizar um ataque psíquico 185
Capítulo 13. Os motivos do ataque psíquico I 200
Capítulo 14. Os motivos do ataque psíquico II 211

PARTE IV. MÉTODOS DE DEFESA CONTRA ATAQUE PSÍQUICO
Capítulo 15. Aspecto físico do ataque psíquico e defesa 225
Capítulo 16. Diagnóstico da natureza de um ataque 233
Capítulo 17. Métodos de defesa I 244
Capítulo 18. Métodos de defesa II 256
Capítulo 19. Métodos de defesa III 267
Capítulo 20. Métodos de defesa IV 279

Conclusão 295

PREFÁCIO

É com uma percepção da seriedade das questões envolvidas que me propus a escrever um livro sobre ataques psíquicos e os melhores métodos de defesa contra eles. A empreitada está cercada de armadilhas. É quase impossível dar informações práticas sobre os métodos de defesa psíquica sem ao mesmo tempo dar informações práticas sobre os métodos de ataque psíquico. Não é sem razão que os iniciados sempre guardaram a sua ciência secreta a portas bem fechadas. Revelar o suficiente para ser adequado, sem revelar o suficiente para ser perigoso, eis o meu problema. No entanto, como já se sabe muito sobre os ensinamentos esotéricos, e como o círculo de estudantes do ocultismo está se tornando cada dia mais amplo, pode ser que tenha chegado a hora de falar francamente. A tarefa não é minha, não busquei por ela, mas, como chegou às minhas mãos, farei o possível para cumpri-la com honra, disponibilizando o conhecimento que recebi ao longo de muitos anos de experiência com os estranhos atalhos da mente que o místico compartilha com o lunático. Esse conhecimento não foi obtido sem custo, tampouco, eu suspeito, a sua divulgação será totalmente isenta de encargos.

Procurei evitar, tanto quanto possível, o uso de material de segunda mão. Todos nós conhecemos a pessoa que tem um amigo cujo amigo viu um fantasma com os próprios olhos. Isso não é de muita utilidade para ninguém. O que precisamos é ter a testemunha ocular sob interrogatório. Por essa razão, não me baseei na vasta literatura sobre o assunto para ilustrar minha tese, preferi me basear em casos que surgiram dentro do alcance de minha própria experiência e que pude examinar.

Acho que posso alegar ter qualificações práticas, e não meramente teóricas, para a tarefa. A minha atenção voltou-se primeiro para a psicologia e, posteriormente, para o ocultismo como a verdadeira chave da psicologia, pela experiência pessoal de um ataque psíquico que me deixou com a saúde abalada por um período considerável. Conheço por mim mesma o horror peculiar de tal experiência, seu aspecto insidioso, sua potência e seus efeitos desastrosos na mente e no corpo.

Não é fácil fazer com que as pessoas se apresentem e falem sobre ataques psíquicos. Em primeiro lugar, porque elas sabem que há muito pouca probabilidade de acreditarem nelas e que é mais fácil que ganhem reputação de pessoas com desequilíbrio mental do que de qualquer outra coisa. Em segundo lugar, porque qualquer adulteração dos fundamentos da personalidade é uma experiência de horror tão peculiar e única que a mente se esquiva de sua contemplação e não se consegue falar sobre isso.

Sou da opinião de que os ataques psíquicos são muito mais comuns do que geralmente se imagina, mesmo pelos próprios ocultistas. Certamente o público em geral não tem nenhuma concepção do tipo de coisas que são feitas por pessoas que têm conhecimento dos poderes da mente humana e trabalham para explorá-los. Estou convencida de que esse fator desempenhou um papel importante no culto às bruxas e foi a verdadeira causa do horror e da repulsa universal por elas. Esses poderes sempre foram do conhecimento dos estudantes de ocultismo, mas hoje em dia são conhecidos e usados por pessoas que ficariam extremamente surpresas ao descobrir quem são os seus companheiros praticantes. A Sra. Eddy, fundadora da Ciência Cristã, tropeçou nesses métodos empiricamente, sem jamais adquirir qualquer conhecimento racional quanto ao seu *modus operandi*. Ela se esforçou para ensiná-los de tal maneira que eles só pudessem ser usados para o bem e que seu poder para o mal fosse ocultado; mas ela mesma estava ciente de suas possibilidades malignas em caso de abusos, testemunhadas pelo pavor do que ela chamou de "Magnetismo Animal Malévolo", que assombrou toda a sua vida.

Os métodos da Ciência Cristã, sem sua estrita disciplina e organização cuidadosa, foram desenvolvidos e explorados pelas inúmeras escolas e seitas do Movimento do Novo Pensamento. Em muitos desses desdobramentos, o aspecto religioso foi perdido de vista, e eles simplesmente se tornaram um método de manipulação mental para fins puramente pessoais, embora não necessariamente para fins deliberadamente malignos. Os seus expoentes anunciaram que ensinariam a arte de vender, de se tornar popular e influente na sociedade, de atrair o sexo oposto, de atrair para si dinheiro e sucesso. O incrível número desses cursos anunciados mostra sua popularidade; em uma edição recente de uma revista americana, contei anúncios de sessenta e três diferentes cursos de treinamento em várias formas de poder mental. Eles não seriam tão populares se não alcançassem nenhum resultado. Consideremos alguns desses anúncios e vejamos o que eles indicam, lendo nas entrelinhas e tirando as nossas próprias conclusões.

"Transfira os seus pensamentos para as outras pessoas. Envie-os através de *Telepatia, ou Transmissão Mental*."

"Problemas com saúde, amor, dinheiro? Deixe-me ajudá-lo. Não haverá falhas se você seguir as instruções. Estritamente pessoal e profissional. Cuidadoso como médico de família. Envie cinco dólares ao fazer o pedido. Nós devolveremos o dinheiro se você não ficar satisfeito."

"O que você deseja? Seja o que for, nós podemos ajudá-lo a conseguir. Apenas nos dê a chance de ajudá-lo escrevendo para 'Clouds Dispelled' (Nuvens Limpas). Absolutamente gratuito. Você ficará encantado."

"**HIPNOTISMO.** Será que você não tem aquele estranho poder misterioso que encanta e fascina homens e mulheres, influencia seus pensamentos, controla seus desejos e faz de você o mestre supremo de todas as situações? A vida está repleta de possibilidades sedutoras para quem domina os segredos da influência hipnótica, para quem desenvolve os seus poderes magnéticos. Você pode aprender em casa a curar doenças e maus hábitos sem remédios, conquistar a amizade e o amor das outras pessoas, aumentar a sua renda, satisfazer as suas ambições, afastar preocupações e problemas da sua mente, melhorar a sua memória, superar dificuldades domésticas, alcançar o mais emocionante deleite jamais presenciado e desenvolver uma força de vontade maravilhosamente magnética que o capacitará a superar todos os obstáculos ao seu sucesso.

Você pode hipnotizar as pessoas instantaneamente – rápido como um flash –, colocar a si ou qualquer outra pessoa para dormir a qualquer hora do dia ou da noite, ou banir a dor e o sofrimento. Nosso livro gratuito lhe conta os segredos dessa ciência maravilhosa. Ele explica exatamente como você pode usar esse poder para melhorar a sua condição de vida. Nosso livro foi entusiasticamente endossado por ministros do evangelho, advogados, médicos, homens de negócios e mulheres da sociedade. Ele traz benefícios a todos. E não custa nada. Nós o distribuímos para informar sobre a nossa instituição."

Esses são alguns exemplos escolhidos entre os sessenta e três anúncios semelhantes incluídos nessa única edição de uma popular revista semanal. Eles estão reproduzidos na íntegra, não foram editados, exceto pela omissão de endereços.

Consideremos agora o que tais anúncios significam do ponto de vista das pessoas a quem eles *não* são endereçados, as pessoas sobre as quais o leitor presumivelmente deseja adquirir poder. Qual será a sua posição se quebrarem o décimo mandamento e cobiçarem a esposa de seu próximo, ou seu gado, ou seu jumento, ou qualquer um de seus outros objetos de valor? Suponhamos que o estudante diligente desses métodos deseje algo que não deveria ter. Que ele esteja do outro lado da lei. Ou está alimentando um sentimento de injúria e deseja vingar-se. Ou simplesmente ama o poder para o seu próprio benefício. Qual é o destino da bucha de canhão que fornece ao estudante do poder da mente a munição para os seus experimentos? Qual é a sensação de ser dominado por esses métodos e quais resultados podem ser finalmente obtidos por um experimentador competente?

Deixe-me contar a minha própria experiência, por mais dolorosa que seja, pois alguém tem que ser o primeiro a se apresentar e revelar esses abusos que só são capazes de florescer devido ao fracasso geral em compreender o significado desses poderes.

Quando eu era uma jovem de vinte anos, trabalhei para uma mulher que agora sei que devia ter um conhecimento considerável de ocultismo obtido durante uma longa residência na Índia, e a respeito do qual ela costumava dar indiretas que eu não conseguia entender na época, mas que, à luz de conhecimentos posteriores, eu viria a compreender muito bem. Era seu costume controlar sua equipe de empregados por meio de seu conhecimento do poder da mente, e as pessoas que trabalhavam para ela apresentavam uma constante sucessão de colapsos muito peculiares.

Não fazia muito tempo que eu estava com ela quando ela quis que eu testemunhasse em um processo. Ela era uma mulher de temperamento violento e havia demitido um funcionário sem aviso prévio e sem salário, e ele a estava processando pelo dinheiro que lhe era devido. Ela queria que eu dissesse que o comportamento dele tinha sido tal que ela tinha tido motivos para dispensá-lo. Seu método para obter o meu testemunho era mirar em meus olhos com um olhar fixo e concentrado e dizer: "Essas e tais coisas aconteceram". Felizmente para todos os envolvidos, mantive um diário e um registro de cada dia de todos os incidentes. Se não fosse por isso, não sei o que teria me acontecido. Ao fim da entrevista, eu estava atordoada e exausta, e, sem me despir, caí em minha cama e dormi o sono da exaustão absoluta até a manhã seguinte. Acredito que tenha dormido por cerca de quinze horas.

Logo depois disso, ela queria o meu testemunho novamente. Desejava se livrar de meu superior imediato e queria encontrar motivos suficientes para justificar a sua ação. Ela repetiu as suas manobras anteriores, mas dessa vez eu não tinha um registro de diário para me basear e, para minha grande surpresa, me vi concordando com ela em uma série de acusações totalmente infundadas contra o caráter de um homem que eu não tinha motivos para criticar ou acreditar que não fosse absolutamente honesto. A mesma exaustão e o mesmo sono de morte me assaltaram imediatamente após essa conversa, como depois da anterior, mas um sintoma adicional agora se manifestou. Ao sair da sala no final da entrevista, tive uma sensação curiosa, como se meus pés não estivessem no lugar em que eu esperava que estivessem. Quem já passou por um tapete que apresenta calombos devido aos tacos soltos sabe o que quero dizer. Os ocultistas irão reconhecê-lo como tendo a ver com a extrusão do duplo etérico.

O incidente seguinte a ocorrer nessa curiosa relação dizia respeito não a mim, mas a outra garota, uma órfã com recursos consideráveis. Minha empregadora manteve essa garota constantemente com ela e finalmente a convenceu a colocar todo o seu capital em seus esquemas. No entanto, os curadores ficaram furiosos, forçaram a minha empregadora a restituir os bens e levaram a garota com eles imediatamente, deixando todos os seus pertences para trás, para serem embalados e enviados a ela depois.

Outro incidente seguiu-se rapidamente a esse. Havia uma senhora idosa no estabelecimento que era um pouco "desprovida" mentalmente. Uma boa velhinha, mas infantil e excêntrica. Minha empregadora voltou a atenção para ela, e nós assistimos ao início do mesmo processo de dominação. Nesse caso, não havia curadores para interferir, e a pobre senhora estava sendo persuadida a tirar os seus negócios das mãos de seu irmão, que até então os administrava, e entregá-los à terna misericórdia de minha empregadora. Minhas suspeitas já haviam sido totalmente despertadas. Era mais do que eu podia suportar ver a velha "Tia" roubada, então participei do jogo, acordei a "Tia" para a situação, coloquei os seus pertences em uma caixa e a levei para os seus parentes enquanto minha empregadora estava ausente por um breve período.

Eu esperava que minha cumplicidade no caso não fosse descoberta, mas logo me desiludi. A secretária da minha empregadora veio ao meu quarto uma noite, depois de apagadas as luzes, e me avisou que a diretora, que era como chamávamos a nossa empregadora, havia descoberto quem planejara a fuga da "Tia", e era melhor eu ficar atenta a problemas e esperar pelo pior. Sabendo que ela tinha uma natureza extremamente vingativa, compreendi que meu melhor refúgio era a fuga, mas isso não era muito fácil de realizar. A instituição em que eu trabalhava era educacional, e um aviso prévio tinha que ser dado e cumprido antes de sair. No entanto, eu não desejava trabalhar naquele período sob a inspeção descontrolada de uma mulher rancorosa. Então, esperei por uma oportunidade que justificasse a minha saída. Com o temperamento descontrolado de minha empregadora, eu não precisaria esperar muito tempo. Eu estava acordada até tarde na noite seguinte fazendo as malas, preparando-me para a minha fuga planejada, quando veio ao meu quarto outro membro da equipe, uma garota que raramente falava, não tinha amigos e fazia o seu trabalho como um autômato. Eu nunca tinha tido nenhum relacionamento com ela e fiquei mais do que surpresa com sua visita.

Contudo, ela logo se explicou.

"Você pretende sair?", ela me perguntou.

Eu admiti que, de fato, pretendia.

"Então vá sem ver a diretora. Você não sairá daqui se for vê-la. Já tentei várias vezes e não consegui escapar."

No entanto, eu era jovem e confiante em minha inexperiente força juvenil, sem meios de medir as forças reunidas contra mim, e na manhã seguinte, vestida para a viagem e com a mala na mão, desci e enfrentei minha terrível empregadora em seu escritório, determinada a dizer a ela o que eu pensava dela e de seus métodos, sem suspeitar de que algo além da velhacaria e intimidação comuns estivesse acontecendo.

Todavia, não tive permissão para começar o meu discurso cuidadosamente preparado. Assim que ela soube que eu estava saindo, disse: "Muito bem, se você quiser ir, vá. Mas antes de ir, você tem que admitir que é incompetente e não tem nenhuma autoconfiança".

Ao que respondi, disposta a lutar, que, se eu era incompetente, por que ela mesma não me dispensara, e, de qualquer maneira, eu era apenas o resultado, o produto de sua própria escola de treinamento. Essa observação naturalmente não melhorou as coisas.

Então começou uma ladainha extraordinária. Ela retomou o seu velho truque de me fixar com olhar atento e disse:

"Você é incompetente e sabe disso. Você não tem nenhuma autoconfiança, e tem que admitir isso."

Ao que respondi: "Isso não é verdade. Conheço o meu trabalho, e a senhora sabe que o conheço".

Agora, não havia dúvida de que muito poderia ser dito sobre a minha competência em meu primeiro emprego, aos vinte anos, com muita responsabilidade sobre meus ombros e recém-empossada em um departamento desorganizado; mas nada poderia ser dito contra a minha autoconfiança, exceto que eu a tinha em excesso. Eu estava preparada para ir bem mais longe.

Minha empregadora não discutiu ou abusou de mim. Ela continuou com essas duas afirmações, repetidas como as respostas de uma ladainha. Entrei no quarto dela às dez horas e saí às duas. Ela deve ter dito essas duas frases várias centenas de vezes. Entrei uma garota forte e saudável; saí arrasada, um desastre mental e físico, e fiquei doente por três anos.

Algum instinto me avisou que, se eu admitisse que era incompetente e que não tinha nenhuma autoconfiança, minha coragem seria quebrada, e eu nunca serviria para nada depois, e reconheci que essa manobra peculiar por parte de minha empregadora era um ato de vingança. Por que não busquei a solução óbvia de me refugiar na fuga, não sei, mas, quando percebemos que algo anormal está acontecendo nessas ocasiões, fica mais ou menos encantado, e, assim como o pássaro diante da cobra não pode usar as suas asas, então, não podemos, do mesmo modo, nos mover ou fugir.

Gradualmente, tudo começou a parecer irreal. Tudo o que eu sabia era que tinha que manter a todo custo a integridade da minha alma. Uma vez que eu concordasse com as suas sugestões, estaria acabada. Continuamos com a nossa ladainha.

Mas eu estava chegando ao fim das minhas forças. Tive uma sensação curiosa, como se meu campo de visão estivesse se estreitando. Isso, creio eu, é um fenômeno característico da histeria. Com o canto dos olhos, pude ver duas paredes de escuridão subindo atrás de mim em ambos os lados, como se eu estivesse de costas para um biombo e ele estivesse sendo lentamente fechado sobre mim. Eu sabia que, quando aquelas duas paredes de escuridão se encontrassem, eu estaria perdida.

Então, uma coisa estranha e curiosa aconteceu. Ouvi claramente uma voz interior me dizer: "Finja que está derrotada antes de o estar realmente. Então ela vai desistir do ataque, e você poderá fugir". O que era essa voz, eu nunca soube.

Imediatamente segui o seu conselho. Mentindo, pedi perdão à minha empregadora por tudo que já havia feito ou que ainda faria. Prometi permanecer no meu posto e ir devagar todos os dias da minha vida. Lembro que me ajoelhei diante dela, e ela expressou satisfação complacentemente, muito satisfeita com o trabalho da manhã, e ela bem tinha todos os motivos para estar assim.

Então ela me deixou ir, e subi para o meu quarto e me deitei na cama. Mas não pude descansar até escrever uma carta para ela. O que essa carta continha, não sei. Assim que a escrevi e coloquei onde ela poderia pegá-la, entrei em uma espécie de estupor e fiquei nesse estado com a mente completamente em suspenso até a noite seguinte. Ou seja, das duas horas de uma tarde até cerca das oito horas do dia seguinte, trinta horas. Era um dia frio de primavera, com neve no chão. Uma janela perto da cabeceira da cama estava escancarada, e o quarto, sem aquecimento. Eu não tinha uma coberta sobre mim, mas não sentia frio nem fome, e todos os processos do corpo estavam em suspensão. Eu não me mexia. Os batimentos cardíacos e a respiração estavam muito lentos e continuaram assim por vários dias.

Fui encontrada por acaso pela governanta, que me reanimou com a simples aplicação de uma boa sacudida e uma esponja fria. Eu estava atordoada e sem vontade de me mexer ou mesmo de comer. Fiquei deitada na cama, meu trabalho se resolvendo sozinho, a governanta vindo me ver de vez em quando, mas sem fazer nenhum comentário sobre o meu estado. A minha empregadora nunca apareceu.

Após cerca de três dias, minha estranha amiga, que pensou que eu havia saído de casa, soube que eu continuava lá e foi me ver; um ato que exigia coragem, pois a nossa empregadora era uma antagonista terrível. Ela me perguntou o que havia acontecido em minha entrevista com a diretora, mas não pude contar a ela. Minha mente era um espaço em branco, e todas as lembranças daquela conversa desapareceram como se uma esponja tivesse sido passada sobre uma lousa. Tudo o que eu sabia era que, das profundezas da minha mente, um terrível estado de medo estava surgindo e me atormentando. Não medo de qualquer coisa ou pessoa. Simplesmente um medo sem um objeto definido, mas nem por isso menos terrível. Fiquei na cama com todos os sintomas físicos de um medo intenso. Boca seca, palmas das mãos suadas, coração acelerado e respiração superficial e rápida. Meu coração batia tão forte que, a cada batida, uma peça solta de latão na cabeceira da cama chacoalhava. Felizmente para mim, a minha amiga percebeu que algo estava muito errado e mandou chamar a minha família, que me levou embora. Eles estavam extremamente desconfiados. A diretora ficou extremamente desconfortável, mas ninguém podia provar nada, então nada foi dito. Minha mente era um espaço vazio. Eu estava completamente intimidada e muito exausta, e o meu único desejo era ir embora.

Não me recuperei, no entanto, como era de se esperar. A intensidade dos sintomas melhorou, mas continuei a me cansar com extrema facilidade, como se tivesse perdido toda a vitalidade. Eu sabia que, em algum lugar no fundo da minha mente, estava escondida a memória de uma experiência terrível, e não ousava pensar nisso, porque, se o fizesse, o choque e a tensão seriam tão fortes que minha mente cederia completamente. Meu principal consolo era um livro de aritmética da velha escola, e eu costumava passar horas e horas fazendo contas simples para evitar que minha mente se despedaçasse imaginando o que havia sido feito comigo, e me aproximando da memória, e depois fugindo da lembrança como um cavalo assustado. Por fim, ganhei um pouco de paz ao chegar à conclusão de que simplesmente tive um colapso por excesso de trabalho e que toda a estranha transação era fruto da minha imaginação. Contudo, havia uma sensação persistente de que tudo era real, e esse sentimento não me deixava descansar.

Cerca de um ano após o incidente, com a saúde ainda muito fraca, fui para o campo para me recuperar e encontrei uma amiga que estava no local no momento do meu colapso. Aparentemente, isso nos dava muitos assuntos para diversas conversas, e alguém que não estava inclinado a explicar minha experiência, mas, ao contrário, fazia perguntas pertinentes. Outra nova amiga interessou-se pelo meu caso e levou-me ao seu médico de família, que deu, sem rodeios, a sua opinião de que eu tinha sido hipnotizada. Isso foi antes dos dias de psicoterapia, e seus cuidados com uma mente doente se limitavam a dar tapinhas nas minhas costas e me dar um tônico e brometo. O tônico foi útil, mas o brometo, não, pois diminuiu minha capacidade de resistência, minha imunidade, e rapidamente o descartei, preferindo suportar o meu desconforto a ficar indefesa. Durante todo o tempo, fiquei obcecada pelo medo de que essa estranha força, que havia sido aplicada a mim com tanta eficácia, fosse aplicada novamente. Mas, embora eu temesse esse poder misterioso, que agora percebi estar espalhado pelo mundo mais do que eu imaginara, não posso dizer que alívio foi, para mim, descobrir que todo o ocorrido não era uma alucinação, mas um fato real que poderia ser discutido e enfrentado.

Consegui minha libertação da escravidão desse medo enfrentando toda a situação e determinada a descobrir exatamente o que havia sido feito comigo e como eu poderia me proteger contra a repetição da experiência. Foi um processo extremamente desagradável; na verdade, a reação causada pela recuperação das memórias perdidas foi apenas um pouco menos violenta que a original; mas finalmente consegui me livrar de minha condição de medo, embora tenha passado muito tempo antes que minha saúde física voltasse ao normal. O meu corpo era como uma bateria elétrica totalmente descarregada. Demorou muito para carregá-la novamente e, toda vez que era usada antes de o carregamento ser concluído, ela descarregava rapidamente. Por muito tempo não tive reservas de energia e, ao menor esforço, caía em um sono de morte a qualquer hora do dia. Na linguagem do ocultismo, o duplo etérico foi danificado, e o prana vazou. Meu corpo não se tornou normal até que recebi a iniciação na ordem oculta na qual treinei posteriormente. Uma hora após a cerimônia, senti uma mudança, e somente nas raras ocasiões desde então, após algum dano psíquico, tive um retorno temporário daqueles esgotantes ataques de exaustão.

Contei esta história em detalhes porque é uma ilustração útil da maneira pela qual os poderes pouco conhecidos da mente podem ser usados com abuso por uma pessoa sem escrúpulos. A experiência em primeira mão é muito mais valiosa do que qualquer quantidade de ilustração das páginas da história, por mais fidedigna que seja.

Se tal incidente tivesse ocorrido durante a Idade Média, o pároco teria organizado uma caça às bruxas. À luz de minhas próprias experiências, não estou nem um pouco surpresa de que pessoas que adquiriram reputação pela prática de bruxaria tenham sido linchadas – os métodos são tão terríveis e tão obscuros. Podemos pensar que os registros dos julgamentos de bruxas são ridículos, com suas histórias de imagens de cera derretendo na frente de fogo lento, ou a crucificação de sapos batizados, ou a recitação de pequenos refrãos. Mas, se entendermos o uso do poder da mente, logo perceberemos que essas coisas eram simplesmente auxiliares para a concentração. Não há diferença essencial entre espetar alfinetes na imagem de cera de um inimigo e acender velas diante de uma imagem de cera da Virgem Maria. Você pode pensar que ambas as práticas são superstições grosseiras, mas dificilmente pode pensar que uma é real e potente e negar a realidade e a potência da outra. "As armas da nossa guerra não são carnais" pode ser dito tanto pelos praticantes da Magia Negra quanto pela Igreja.

O meu próprio caso pertence mais ao reino da psicologia que do ocultismo, sendo o método empregado uma aplicação de poder hipnótico para fins impróprios; eu o narrei, entretanto, porque estou convencida de que métodos hipnóticos são largamente usados na Magia Negra, e que a sugestão telepática é a chave para uma grande proporção de seus fenômenos. Cito o meu próprio caso, por mais doloroso que seja, para mim, fazê-lo, porque um grama de experiência vale um quilo de teorias. Foi essa experiência que me levou a estudar psicologia analítica e, posteriormente, o ocultismo.

Assim que toquei nos aspectos mais profundos da psicologia prática e observei a dissecação da mente feita pela psicanálise, percebi que havia muito mais na mente do que era explicado pelas teorias psicológicas aceitas. Percebi que estávamos no centro de um pequeno círculo de luz lançado pelo conhecimento científico preciso, mas ao nosso redor havia uma vasta esfera envolvente de escuridão, na qual formas indistintas se moviam. Foi para entender os aspectos ocultos da mente que originalmente comecei a estudar ocultismo.

Vivi muitas aventuras no Caminho; conheci homens e mulheres que indubitavelmente poderiam ser classificados como adeptos; vi fenômenos como nenhuma sala de sessões jamais conheceu e participei disso; participei de rixas psíquicas e fiquei de vigia na lista da força policial oculta que, sob os Mestres da Grande Loja Branca, guarda as nações, cada uma de acordo com sua raça; mantive a vigília oculta quando não se ousaria dormir com o sol abaixo do horizonte; e aguardei desesperadamente, combinando meu poder de resistência contra o ataque até que as marés da lua mudassem e a força violenta do ataque se dissipasse.

Por meio de todas essas experiências, eu estava aprendendo a interpretar o ocultismo à luz da psicologia e a psicologia à luz do ocultismo, um contrariando e explicando o outro.

Devido ao meu conhecimento especializado, as pessoas vinham a mim quando havia suspeita de um ataque oculto, e suas experiências reforçavam e complementavam a minha. Além disso, existe uma literatura considerável sobre o assunto, que pode ser encontrada onde menos se esperaria – em relatos de folclore e etnologia, nos registros públicos de julgamentos de bruxas e até mesmo nos textos sob o disfarce de ficção. Esses registros independentes, escritos por pessoas pouco interessadas em fenômenos psíquicos, confirmam as declarações feitas por aqueles que sofreram os ataques ocultos.

Por outro lado, temos que distinguir muito cuidadosamente experiência psíquica de alucinação subjetiva; temos que ter certeza de que a pessoa que se queixa de uma agressão psíquica não está ouvindo a reverberação de seus próprios complexos dissociados. O diagnóstico diferencial entre histeria, loucura e ataque psíquico é extremamente delicado e difícil, pois muitas vezes um caso não é bem definido, estando presente mais de um elemento; um ataque psíquico severo causando um colapso mental, e um colapso mental deixando sua vítima aberta à invasão do Oculto. Todos esses fatores devem ser levados em consideração ao se investigar um suposto ataque oculto, e será minha tarefa nestas páginas não apenas indicar as formas de defesa oculta, mas também mostrar os métodos de diagnóstico diferencial.

É muito necessário, com tanto conhecimento a respeito, que as pessoas reconheçam um ataque oculto quando o virem. Essas coisas são muito mais comuns do que geralmente se pensa. A recente tragédia em Iona corrobora essa afirmação. Nenhum ocultista tem qualquer ilusão de que aquela morte seja de causas naturais. Em minha própria experiência, eu soube de mortes semelhantes.

Em meu romance *The Secrets of Dr. Taverner* (Os segredos do Dr. Taverner), foram apresentados, sob o disfarce de ficção, vários casos ilustrativos das hipóteses da ciência oculta. Algumas dessas histórias foram construídas para mostrar a operação das forças invisíveis; outras foram extraídas de casos reais; e algumas foram anotadas, para torná-las acessíveis ao público em geral.

Tantas experiências de primeira mão, confirmadas por evidências independentes, não devem ser ignoradas, especialmente porque é difícil encontrar explicações racionais para elas, exceto em termos de hipóteses ocultas. Pode ser possível explicar cada caso individual mencionado nestas páginas alegando alucinação, fraude, histeria ou simples mentira, mas não é possível explicar a soma total deles dessa maneira. Não pode haver tanta fumaça sem um pouco de fogo. Não é possível que o prestígio do mágico na Antiguidade e o pavor da bruxa na Idade Média tenham surgido sem alguma base na experiência. As conversas arrogantes da mulher sábia não seriam mais ouvidas do que as do idiota da aldeia se nenhuma consequência maléfica fosse encontrada. O medo era o motivo dessas perseguições, e ele se baseava em experiências amargas; pois não foi a classe dominante que incitou a queima de bruxas, mas campos inteiros, regiões rurais que se levantaram para os linchamentos. Deve haver alguma causa por trás do horror universal da bruxa.

Os meandros labirínticos do Caminho da Mão Esquerda são tão extensos quanto tortuosos; mas enquanto os exponho em algo, pelo menos, de seu horror, ainda sustento que o Caminho da Mão Direita, de iniciação e conhecimento oculto, é um caminho para as mais elevadas experiências místicas e um meio de aliviar o fardo do sofrimento humano. Nem todos os estudantes desse conhecimento necessariamente abusaram dele; há muitos, ou melhor, a grande maioria, que o guardam desinteressadamente em nome da humanidade, usando-o para curar, abençoar e redimir o que está perdido. Pode-se perguntar: se esse conhecimento pode ser tão desastrosamente abusado, por que seu véu deveria ser levantado? A resposta a essa pergunta é uma questão de índole e disposição. Alguns defenderão que o conhecimento, de qualquer tipo, é valioso. Outros podem dizer que é melhor não mexer em casa de marimbondos. O problema, no entanto, é que os marimbondos têm a infeliz habilidade de se irritarem espontaneamente. Tanto conhecimento oculto está espalhado pelo mundo, tanto do tipo de coisas descritas nestas páginas está acontecendo de modo desconhecido e insuspeitado em nosso meio, que é muito desejável que homens de boa vontade investiguem as forças que os homens de má vontade perverteram para seus próprios fins. Essas coisas são as patologias da vida mística, e, se fossem mais bem compreendidas, muitas tragédias poderiam ser evitadas.

Por outro lado, não é bom que todos se dediquem ao estudo de livros-texto, de manuais de patologia. Uma imaginação vívida e uma cabeça fraca são uma combinação desastrosa. Os leitores daquele antigo "best-seller" *Três homens em um barco* podem se lembrar do destino do indivíduo que passou uma tarde chuvosa de domingo lendo um livro de medicina. No final, ele estava firmemente convencido de que tinha contraído todas as doenças descritas ali, com exceção da inflamação dos joelhos.

Este livro não pretende apenas provocar arrepios, mas é concebido como uma contribuição séria para um aspecto pouco compreendido da psicologia anormal, pervertida, em alguns casos, para fins criminosos. É um livro destinado a estudantes sérios e àqueles que se deparam com os problemas que ele descreve, e que procuram entendê-los e encontrar uma saída. Meu principal objetivo ao falar com tanta franqueza é abrir os olhos de homens e mulheres para a natureza das forças que atuam abaixo da superfície da vida cotidiana. Pode acontecer a qualquer um de nós romper a fina casca da normalidade e nos encontrar face a face com essas forças. Lendo os casos citados neste livro, podemos muito bem dizer que, exceto pela graça de Deus, essa possibilidade poderia ocorrer a qualquer um de nós. Se eu puder transmitir nestas páginas o conhecimento que protege, terei cumprido o meu propósito.

PARTE I
TIPOS DE ATAQUE PSÍQUICO

CAPÍTULO 1
SINAIS DE ATAQUE PSÍQUICO

Se olharmos para o universo ao nosso redor, não podemos deixar de perceber que deve haver algum plano dominante coordenando a sua complexidade infinita. Se tomarmos em nossas mãos e examinarmos minuciosamente qualquer coisa viva, por mais simples que seja, devemos igualmente perceber que a diversidade ordenada de suas partes é construída sobre uma estrutura determinante. A ciência tem buscado em vão esse princípio organizador; nunca o encontrará no plano físico, pois não é físico. Não é a natureza inerente dos átomos que faz com que eles se organizem nos padrões complexos dos tecidos vivos. As forças motrizes do universo, a estrutura sobre a qual ele é construído em todas as suas partes, pertencem a uma outra fase de manifestação do nosso plano físico, havendo outras dimensões além das três às quais estamos acostumados e que podem ser percebidas por outros modos de consciência além daqueles a que estamos acostumados.

Vivemos no meio de forças invisíveis cujos efeitos somente percebemos. Nos movemos entre formas invisíveis cujas ações muitas vezes não percebemos, embora possamos ser profundamente afetados por elas.

Nesse lado mental da natureza, invisível aos nossos sentidos, intangível aos nossos instrumentos de precisão, podem acontecer muitas coisas que não deixam de ter eco no plano físico. Existem seres que vivem nesse mundo invisível como vivem os peixes no mar. Existem homens e mulheres com mentes treinadas, ou aptidões especiais, que podem entrar nesse mundo invisível como um mergulhador desce ao fundo do oceano. Há também momentos em que, como acontece com uma região quando os diques se rompem, as forças invisíveis fluem sobre nós e inundam nossas vidas.

Normalmente isso não acontece. Somos protegidos por nossa própria incapacidade de perceber essas forças invisíveis. Existem quatro condições, no entanto, nas quais o véu pode ser rasgado e podemos encontrar o Invisível, o Oculto. Podemos nos encontrar em um lugar onde essas forças estão concentradas. Podemos encontrar pessoas que estão lidando com essas forças. Nós mesmos podemos ir ao encontro do Oculto, guiados por nosso interesse nele, e sair de nossas profundezas antes de sabermos onde estamos; ou podemos ser vítimas de certas condições patológicas que rasgam o véu.

O Limiar do Invisível é uma costa traiçoeira para se banhar. Existem canais, buracos, correntes e areias movediças. O bom nadador, que conhece a costa, pode se aventurar com relativa segurança. O nadador inexperiente, que não se aconselha com nada além de seus próprios impulsos, pode pagar por sua impetuosidade com a vida. Mas não devemos cometer o erro de pensar que essas forças invisíveis são necessariamente más e hostis à humanidade. Elas não são mais hostis do que a água ou o fogo, embora sejam muito potentes. Se formos contra elas, o resultado será desastroso para nós, pois violamos uma lei natural; mas elas não pretendem nos atacar, assim como nós não pretendemos atacá-las. Devemos encarar o fato, entretanto, de que homens e mulheres com conhecimento dessas coisas, tanto no passado quanto no presente, usaram esse conhecimento sem escrúpulos, e que podemos nos ver envolvidos nos resultados de suas ações. Pode-se dizer com segurança que o Invisível só é mau e hostil à humanidade quando corrompido e pervertido pelas atividades desses homens e mulheres inescrupulosos, a quem os iniciados chamam de adeptos do Caminho da Mão Esquerda.

Devemos considerar os sinais externos e visíveis de ataque psíquico antes de estarmos em condições de analisar a natureza de tais ataques e indicar a sua fonte de origem. É regra fundamental que o diagnóstico deve preceder o tratamento. Existem muitos tipos diferentes de ataques psíquicos, e os métodos que eliminarão um serão ineficazes contra o outro.

A forma mais comum de ataque psíquico é aquela que procede da mente ignorante ou maligna de nossos semelhantes. Dizemos tanto ignorantes quanto malignos, pois nem todos os ataques são motivados deliberadamente; a lesão pode ser tão acidental quanto a infligida por um carro desgovernado. Isso deve ser sempre lembrado, e não devemos imputar malícia ou maldade como coisa natural quando sentimos que estamos sendo vitimados. Nosso perseguidor pode ser uma vítima. Não devemos acusar um homem de malícia se dermos as mãos a ele no momento em que ele pisa em um cabo de alta-tensão. Mesmo assim, receberemos um choque severo pelo contato com suas mãos. Assim pode ser com muitos ataques ocultos. A pessoa de quem ele emana pode não o ter originado. Portanto, nunca devemos responder a ataque com ataque, rebaixando-nos assim ao nível moral de nossos atacantes; devemos confiar em métodos mais humanos, que são, na realidade, igualmente eficazes e muito menos perigosos de manusear.

As pessoas também entram em contato com o Invisível por meio da influência dos lugares. Alguém que não é realmente sensitivo, mas que é suficientemente sensível para perceber as forças invisíveis subconscientemente, pode ir a um lugar onde elas estão concentradas em alta-tensão. Normalmente, embora nos movamos em meio a essas forças (pois elas sustentam o nosso universo), estamos alheios a elas. Onde elas estão concentradas, no entanto, a menos que tenhamos uma mente muito entorpecida, começamos a ter uma vaga consciência de que algo está nos afetando e mexendo com o nosso eu subliminar.

Pode acontecer de a barreira entre a consciência e o subconsciente ser densa em algumas pessoas, e elas nunca consigam perceber com clareza o que está acontecendo. Elas apenas têm a sensação de opressão e mal-estar geral, que desaparece quando elas saem para outro lugar. Consequentemente, a condição pode nunca ser detectada e levar a anos de problemas de saúde e sofrimento.

Mais comumente, entretanto, se houver um ataque psíquico definido de força suficiente para se tornar perceptível, logo começarão a aparecer sonhos característicos, que podem incluir uma sensação de peso sobre o peito, como se alguém estivesse ajoelhado sobre a pessoa adormecida. Se a sensação de peso estiver presente, é certo que o ataque emana localmente, pois o peso é devido à concentração de substância etérica ou ectoplasma e é suficientemente tangível para pressionar a escala de uma balança quando é possível capturá-la para medição. Muita pesquisa foi feita com médiuns materializadores sobre a natureza dessa substância sutil tangível, e o leitor deve consultar os livros sobre os experimentos conduzidos por Crawford com o Círculo Goligher em Belfast, e em Paris com Eva C. por outros experimentadores, para mais informações e evidências sobre esse assunto. Cabe mencionar que Crawford acabou cometendo suicídio sem motivo conhecido.

Uma sensação de medo e opressão é muito característica de ataque oculto, e um dos sinais mais seguros que o anunciam. É extremamente raro que um ataque se manifeste do nada, inesperadamente, por assim dizer. Não estamos em nosso estado normal de mente, corpo e circunstância e, de repente, nos encontramos no meio de uma batalha invisível. Uma influência oculta que se aproxima lança sua sombra sobre a consciência antes de se tornar aparente para o não sensitivo. A razão para isso é que percebemos subconscientemente antes de percebermos conscientemente, e uma linha de sombra que se arrasta indica a penetração do censor subconsciente de baixo para cima.

À medida que o ataque progride, o esgotamento nervoso torna-se cada vez mais acentuado, e pode, sob certas condições, que consideraremos mais adiante, haver tal desgaste dos tecidos que a vítima é reduzida a uma mera casca exangue de pele e ossos, deitada na cama, muito fraca para se mover. Contudo, nenhuma doença definida pode ser demonstrada.

Tal caso é um exemplo extremo, prosseguindo sem controle até sua conclusão lógica. Outras questões são possíveis, no entanto. A resistência pode ser boa, caso em que o ataque é incapaz de se firmar no plano físico e se limita àquela fronteira entre a matéria e a mente que percebemos no limiar do sono. Essa é uma experiência muito terrível, pois a vítima tem medo de dormir e não consegue ficar acordada indefinidamente. Com o esgotamento pelo medo e pela falta de sono, o colapso mental logo sobrevém.

Exaustão nervosa e colapso mental são os resultados mais comuns do ataque astral entre as pessoas brancas, pois na Europa, pelo menos, não é sempre que um atacante é capaz de levar o ataque a uma conclusão com a morte da vítima. Há, porém, registros de casos em que a vítima morreu de puro susto, puro terror. A terrível história de Kipling *The End of the Passage* dá conta de tal ocorrência.

Além dos fenômenos puramente subjetivos, haverá também os fenômenos objetivos, se o ataque tiver algum grau de concentração. O fenômeno da repercussão é bem conhecido, aquele em que o que acontece ao corpo sutil é refletido no corpo denso, de modo que, após uma escaramuça astral durante o sono, hematomas são encontrados no corpo físico, às vezes hematomas de um padrão definido. Vi a pegada de um casco de cabra e o ás de paus marcados na pele como hematomas bem definidos, passando do azul para o amarelo e desaparecendo em poucos dias, como acontece com os hematomas.

Os maus odores são outra manifestação de um ataque astral. O cheiro característico é de carne em decomposição, que vai e vem caprichosamente; mas, enquanto está se manifestando, não há dúvida alguma sobre do que se trata, e qualquer um que esteja presente pode sentir o cheiro, seja alguém sensitivo ou não. Também conheci um odor terrível de ralos, de esgoto, quando um ritual pertencente ao Elemento da Terra estava sendo executado incorretamente.

Outro fenômeno curioso é a precipitação de lodo. Na verdade, eu mesma não vi isso, mas tenho informações em primeira mão de um desses casos. As marcas às vezes são como se um exército de lesmas estivesse marchando em formação ordenada; às vezes há uma ampla mancha de lodo e, em outras, pegadas distintas, muitas vezes de tamanho gigantesco. No caso a que me refiro, do qual ouvi uma testemunha ocular, as marcas eram como as pegadas de um elefante, enormes rastros no chão da sala de estar de um bangalô situado perto do mar.

Pegadas estranhas aparecendo do nada e levando a lugar nenhum às vezes são observadas quando há neve por perto. Eu as vi em duas ocasiões no telhado de um prédio anexo. Elas pousaram na beirada dele, como se o caminhante tivesse descido de um avião, atravessado direto e terminado abruptamente na parede do prédio principal sobre o qual o alpendre encosta. Elas não retornavam. Uma única linha de pegadas veio do nada e terminou em um muro alto.

Um acontecimento semelhante ocorreu em larga escala em Devon, há cerca de cinquenta anos, e um relato dele pode ser encontrado no curioso livro *Oddities* (Esquisitices, em tradução livre), do comandante Gould. Nesse caso, porém, as pegadas não eram humanas, mas assemelhavam-se com o casco de um burro, procedendo em uma única linha e atravessando paredes e telhados e cobrindo a maior parte de algumas centenas de quilômetros em uma única noite em ambos os lados de um estuário sem pontes. Aqueles que desejam evidências comprobatórias fariam bem em consultar o livro do comandante Gould, no qual o incidente é relatado em detalhes.

Existe um fenômeno curioso conhecido pelos ocultistas como sino astral; Sir Arthur Conan Doyle faz uso disso em uma de suas histórias de Sherlock Holmes. Esse som varia de uma nota clara, semelhante a um sino, a um leve clique, um estalido indistinto. Muitas vezes ouvi o que se assemelha ao som feito ao bater em um copo de vinho quebrado, ou rachado, com a lâmina de uma faca. Geralmente isso anuncia o advento de uma entidade que mal consegue se manifestar e não precisa necessariamente ser um arauto do mal. Pode ser simplesmente uma batida na porta do mundo físico para atrair a atenção dos habitantes para a presença de alguém que está do lado de fora e quer falar com eles. Se, no entanto, esse som ocorrer na presença de outros sintomas de um ataque astral, daria forte evidência na confirmação do diagnóstico.

Surtos inexplicáveis de incêndio também são vistos às vezes nessa conexão. Isso indica que forças elementais, não humanas, estão em ação. Fenômenos *poltergeist* (também conhecidos como Psicocinesia Recorrente Espontânea) também ocorrem; nos quais objetos são arremessados, sinos tocam e outras manifestações barulhentas sucedem. Claro que pode haver multiplicidade de fenômenos, mais de um tipo aparecendo no mesmo caso.

É desnecessário dizer que a possibilidade de alguma explicação natural e material nunca deve ser ignorada, mesmo nos casos em que o elemento sobrenatural parece mais óbvio. Deve sempre ser buscada diligentemente em todas as direções possíveis antes que qualquer hipótese sobrenatural seja considerada digna de atenção. Mas, por outro lado, não devemos ficar tão presos a teorias materialistas que nos recusemos a tomar uma teoria psíquica como hipótese de trabalho se ela mostrar qualquer possibilidade de ser frutífera. Afinal de contas, a prova do pudim está em comê-lo, e se, trabalhando com uma hipótese oculta, formos capazes de esclarecer um caso que resistiu a todos os outros métodos de tratamento, temos boas evidências para apoiar nossa afirmação.

Também devemos ter em mente que o elemento de fraude deliberada pode entrar nos lugares mais inesperados. Já vi um viciado em drogas se fazer passar, por um período de tempo considerável, por vítima de um ataque oculto. Um escritor contemporâneo no *British Medical Journal* declarou que, sempre que se deparava com um caso de campainhas tocando, batidas, pingos de água e óleo caindo do teto e outros acontecimentos desagradáveis, procurava a criada distraída. Os ocultistas seriam muito bem aconselhados a fazer o mesmo antes de começarem a se preocupar com o Diabo. Mas, por outro lado, o homem sábio, seja ocultista ou cientista, não insistirá na criada distraída a menos que possa pegá-la em flagrante, como certamente fará mais cedo ou mais tarde se ela for a culpada.

Notas de dinheiro falsificadas nunca ganhariam o valor de moeda corrente a menos que existissem notas genuínas. Nunca ocorreria a ninguém produzir fenômenos psíquicos fraudulentos a menos que houvesse algum fenômeno psíquico genuíno para atuar como padrão para a falsificação.

A aceitação de uma explicação deve basear-se no peso da evidência a seu favor, não na antipatia de alguém por suas alternativas. Defendo que a possibilidade de uma explicação imaterial seja investigada nos casos em que a hipótese materialista não produz resultados. Não é nas doenças do cérebro e do sistema nervoso, nem nas glândulas endócrinas, nem na repressão dos instintos naturais, que encontraremos a explicação para todos os casos em que a mente está atormentada. Há mais no homem do que mente e corpo. Nunca encontraremos a chave para o enigma da vida até que percebamos que o homem é um ser espiritual e que a mente e o corpo são as vestimentas de sua manifestação.

CAPÍTULO 2
ANÁLISE DA NATUREZA DO ATAQUE PSÍQUICO

A essência de um ataque psíquico pode ser encontrada nos princípios e operações da sugestão telepática. Se juntarmos o que sabemos de telepatia e o que sabemos de sugestão, compreenderemos o seu *modus operandi*.

A sugestão é de três tipos: Autossugestão, Sugestão Consciente e Sugestão Hipnótica. A distinção, entretanto, não é tão fundamental quanto parece à primeira vista, pois o objetivo de todas as sugestões na mente subconsciente é o mesmo, e elas não se tornam influentes até que sejam alcançadas. A sugestão se distingue das ameaças e dos apelos à razão pelo fato de que eles visam a uma marca na mente consciente. Se tiverem sucesso, devem-no à aquiescência da personalidade consciente, coagida ou voluntária. No entanto, a sugestão não apela para a consciência, mas visa colocar as suas mãos sobre as fontes de ação no subconsciente e manipulá-las a partir daí.

Podemos comparar esses dois processos com a operação de puxar o botão da campainha no lado de fora da porta de entrada ou arrancar uma tábua do assoalho e tocar os próprios fios da campainha. O resultado será o mesmo em ambos os casos, a campainha tocará. Ameaças e argumentos puxam o botão da campainha com vários graus de ênfase, desde o tilintar persistente da persuasão moral até o repique retumbante do chantagista. A sugestão puxa os fios em vários pontos de seu trajeto.

A autossugestão é dada pela própria mente consciente para a mente subconsciente. Agora, você pode perguntar, por que não posso dar ordens diretamente ao meu subconsciente sem ter que recorrer à parafernália da sugestão? A resposta a essa pergunta é muito simples. A mente subconsciente pertence a uma fase de evolução muito anterior à da mente consciente; pertence, de fato, a uma fase anterior ao desenvolvimento da fala. Abordá-la em palavras, portanto, é como falar com um homem em uma língua que ele não entende. Para lidar com ela, devemos recorrer à linguagem de sinais. Assim acontece com a mente subconsciente. Não adianta dizer a ela "Faça isso!" ou "Não faça isso!". Devemos estabelecer uma imagem mental da coisa que queremos que seja feita e mantê-la na consciência até que comece a entrar no subconsciente. A mente subconsciente entenderá essa imagem e agirá de acordo com ela.

O ator que deseja superar o medo do palco não conseguirá fazê-lo se disser ao seu subconsciente "Não tenha medo", pois um aceno de cabeça é tão eficaz quanto uma piscadela para nos comunicarmos com um cavalo cego. Da mesma forma, se ele fizer uma imagem mental do medo do palco e disser a seu eu subliminar "Agora não faça isso", o resultado será desastroso, pois o eu subliminar verá a imagem e omitirá o negativo, porque a palavra "não" nada significa para ele. Para lidar com a mente subconsciente de forma eficaz, fazemos uma imagem mental da coisa que queremos que seja feita e a mantemos na mente por meio de aplicações repetidas até que a subconsciência comece a ser influenciada e assuma a tarefa por conta própria.

Esse é o resultado final de toda sugestão, e os diferentes tipos de sugestão são distinguidos não pela diferença no resultado final, mas pelo portão por onde eles entram na mente subconsciente. A autossugestão origina-se em nossa própria consciência; a sugestão desperta, consciente, origina-se na mente de outra pessoa e é transmitida à nossa pelos canais ordinários da palavra falada ou escrita; a sugestão hipnótica entra diretamente na mente subconsciente, sem interferir de forma alguma na consciência.

A sugestão hipnótica (que significa, literalmente, sugestão feita durante o sono e, até certo ponto, é um nome impróprio) é de três tipos: em primeiro lugar, a verdadeira sugestão hipnótica, feita quando o sujeito foi tornado insensível por passes magnéticos ou fixação dos olhos em um objeto brilhante; em segundo lugar, a sugestão dada durante o sono normal, como Coué aconselha que deve ser feito com crianças, na minha opinião um procedimento muito indesejável; e, em terceiro lugar, sugestão telepática. Todos esses três modos de sugestão entram na mente por trás do censor; isto é, eles são independentes da consciência, que não é solicitada a cooperar, nem tem o poder de inibi-los.

Na maioria dos casos, as sugestões feitas dessa maneira nunca são reconhecidas como vindas de fora, mas só são descobertas depois que amadurecem no subconsciente e começam a surtir efeito. Não vemos a semente invisível que foi semeada em nossa mente pela mente de outra pessoa, mas, no devido tempo, a germinação ocorre, e o broto de forte crescimento aparece acima do limiar da consciência como se fosse um crescimento nativo. O sugestionador habilidoso sempre visa harmonizar suas sugestões com o viés da personalidade, pois, se não o fizer, os complexos subconscientes estabelecidos irão expulsá-las antes que tenham tempo de criar raízes. Tudo o que ele pode realmente fazer é reforçar e estimular as ideias e os impulsos que já existem, embora talvez latentes. Ele não pode plantar uma semente totalmente estranha. Não pode enxertar um broto de rosa em um arbusto de lilases, pois ele simplesmente murchará e morrerá.

Para que ocorra o crescimento das sementes-pensamento da sugestão, elas devem encontrar solo adequado. É aqui que reside a força da defesa. Podemos não ser capazes de impedir que as mentes das outras pessoas nos enviem sugestões, mas podemos purificar o solo de nossas próprias naturezas de modo que nenhuma sugestão nociva possa encontrar um canteiro adequado. É uma questão simples arrancar uma muda de urtiga, mas é bem diferente erradicar um maciço de raízes emaranhadas e brotos urticantes, com muitos anos de idade, muito antigos.

Já foi dito, e com razão, que uma pessoa não pode ser hipnotizada para fazer qualquer coisa que seja contrária à sua natureza real. Mas qual é a verdadeira natureza de cada um de nós? Todos superamos o macaco e o tigre, ou eles estão apenas enjaulados? A sugestão pode abrir a jaula de todas as nossas tentações secretas e deixá-las soltas sobre nós. Ninguém além do santo é naturalmente imune. É possível reduzir qualquer pessoa a qualquer coisa, desde que a sugestão tenha um escopo não controlado, tenha plena liberdade de ação, por um período de tempo suficiente. A mulher mais pura pode se tornar uma prostituta, o homem mais nobre, um assassino, sob determinadas condições. Certo conhecimento é necessário para proteger, e é esse conhecimento que pretendo apresentar nestas páginas.

Vamos agora considerar exatamente como um ataque psíquico funciona. Nos reinos, nos domínios da mente, o tempo e o espaço não existem da maneira pela qual os conhecemos. Não pretendo discutir essa afirmação filosoficamente, mas apresentá-la como um fato da experiência que qualquer pessoa acostumada a operar nos Planos Interiores terá compartilhado. Se pensamos em uma pessoa, estamos em contato com essa pessoa. Se as imaginarmos claramente, é como se estivéssemos frente a frente com elas. Se as imaginarmos vagamente, é como se as víssemos a distância. Estando na vizinhança mental de uma pessoa, podemos criar uma atmosfera de pensamento ao nos determos em certas ideias relacionadas a ela. É assim que a cura espiritual é feita. As afirmações da Ciência Cristã são usadas para levar a mente do curador a certo estado emocional, e sua condição influencia efetivamente a mente do paciente com quem ele se pôs em contato.

Esse poder, entretanto, pode ser usado tanto para o bem quanto para o mal. A fundadora da Ciência Cristã foi sábia o suficiente para colocar os seus ensinamentos de tal forma que os seus alunos não discernissem prontamente o segundo fio da espada. Enquanto o mundo em geral ignorava os poderes da mente, era melhor que nada fosse dito por aqueles que o conheciam, porque o conhecimento, se espalhado indiscriminadamente, poderia fazer mais mal do que bem, dando informações àqueles que o conheciam sem dever. Mas agora que tanto é conhecido e até mesmo praticado sobre os poderes da mente humana, é bom que os fatos reais também sejam conhecidos e todo o assunto trazido à tona, e, na medida de minhas forças, estou preparada para fazer isso.

Qualquer mensagem para a mente subconsciente deve ser expressa em termos muito simples, porque o pensamento subconsciente é uma forma primitiva de pensamento, desenvolvida antes que a linguagem falada fosse conhecida pela humanidade. O objetivo principal da sugestão é criar uma atmosfera mental sobre a alma da pessoa, quer essa pessoa seja atacada ou curada, até que uma resposta ou reação simpática seja provocada dentro da própria alma (uso o termo alma para incluir os processos mentais e emocionais, mas para excluir os espirituais). Uma vez que essa reação é alcançada, a batalha está quase ganha, pois o portal da cidade foi aberto por dentro e a passagem está livre. A sugestão telepática de ideias definidas pode agora prosseguir rapidamente.

Esse é o ponto crítico em qualquer ataque oculto. Até aqui, o defensor leva vantagem. Se ele tiver conhecimento suficiente – os quais espero disponibilizar por meio deste livro – poderá, sem qualquer esforço desproporcional, manter essa vantagem indefinidamente e vencer os seus atacantes pela persistência, mesmo que incapaz de enfrentá-los em seu próprio terreno de conhecimento oculto. Não há nada neste mundo ou no próximo que um hipnotizador possa fazer com a pessoa que mantém a calma e não lhe presta atenção.

Existem dois portais, e apenas dois, pelos quais o atacante pode entrar na cidade da Alma Humana: o Instinto de Autopreservação e o Instinto Sexual. O apelo hipnótico deve ser formulado em termos de um ou de ambos para ser bem-sucedido. Como o atacante procede? Ele tem que criar uma atmosfera sobre a alma de sua vítima nos Planos Interiores. Ele só pode fazer isso criando aquela atmosfera dentro de sua própria consciência enquanto pensa em sua vítima. Se ele deseja realizar um assassinato psíquico, deve encher sua própria alma com a fúria da destruição até que ela transborde. Se deseja realizar um estupro psíquico, deve encher sua alma de luxúria e crueldade.

A raiva fria da crueldade é essencial para operações eficazes dessa natureza. Agora, o que acontece quando ele faz isso? Ele soou uma nota-chave no Abismo. Ela será respondida. Todos os seres que têm essa tônica como base de sua natureza responderão: "Sombrios Uriel e Azrael e Amon, em voo" – e se juntarão à operação. Mas eles não operam diretamente sobre a vítima, eles *trabalham por meio do operador*. É como o velho jogo de *Nuts in May*,* em que aquele que é enviado "para conseguir a saída" é agarrado pela cintura pelo líder de uma corrente de defensores. A verdadeira pressão vem de seus próprios músculos abdominais, como qualquer um que já jogou deve se lembrar.

Quando a operação mágica terminar, o que acontecerá? O operador poderá desfrutar de sua vítima em paz? Isso é **PROVÁVEL**?

Esse é o fundamento místico da história de Fausto. O Demônio podia estar não apenas disposto, mas também ansioso para permitir que o Dr. Fausto vencesse Margarida, mas ele veio buscar sua alma na hora marcada. Também podemos lembrar que, se Margarida não tivesse respondido à atração da Canção da Joia, ela não teria sido vítima. Afinal, o ponto fraco na defesa estava em sua própria natureza.

Consideramos detalhadamente o *modus operandi* da sugestão telepática porque ela forma a base real de todo tipo de

---

* Jogo de cantiga infantil cujo objetivo é emparelhar um menino e uma menina de duas equipes de participantes. (N.E.)

ataque oculto. Quer seja uma entidade desencarnada, um ser de outra ordem de evolução, um demônio do Inferno ou simplesmente a alma em pânico de um amigo egoísta, agarrando-se à vida da matéria, independentemente das consequências, em todos os casos, a jogada inicial é a mesma. Até que a aura seja transpassada, não pode haver entrada para a alma, e a aura é sempre transpassada por dentro pela resposta de medo ou desejo indo em direção à entidade atacante. Se pudermos inibir essa reação emocional instintiva, a fronteira da aura permanecerá impenetrável e será uma defesa tão segura contra a invasão psíquica quanto a pele saudável e intacta é uma defesa contra a infecção bacteriana.

Às vezes acontece, porém, que um relacionamento foi estabelecido com a entidade atacante em uma encarnação anterior e, portanto, detém, por assim dizer, a chave para a passagem secreta. Tal problema é muito difícil, e a ajuda externa é necessária para a sua solução. A dificuldade é aumentada pelo fato de que a vítima muitas vezes não está disposta a permitir que a ruptura seja feita, estando ligada à entidade agressora, seja ela desencarnada ou encarnada, por laços de fascínio, ou mesmo de afeto genuíno.

Um caso que conheci pessoalmente lança tanta luz sobre vários aspectos da interferência psíquica por almas encarnadas operando fora de seus corpos que vale a pena citá-lo longamente.

No verão de 1926, li nos jornais um pequeno parágrafo descrevendo a morte de um homem e sua esposa, ocorridas com poucas horas de diferença uma da outra. Alguns anos antes, fui consultada por uma amiga da esposa, que estava profundamente perturbada com o estado de coisas e suspeitava de interferência psíquica. A esposa, vamos chamá-la de Sra. C., começou a ter pesadelos, acordando em um estado de medo intenso, ouvindo os ecos de palavras ameaçadoras ressoando em seus ouvidos. Mais ou menos na mesma época, o marido, o Sr. C., desenvolveu o que à primeira vista pareciam ataques epilépticos. Um diagnóstico cuidadoso feito por especialistas, no entanto, determinou que, embora epileptiformes, não eram verdadeiras epilepsias. A epilepsia é devida a uma tendência congênita, cuja natureza não é totalmente compreendida pela ciência médica, ou a alguma lesão ou doença do cérebro. Na epilepsia congênita, a doença se manifesta cedo na vida; nas convulsões devidas a doenças, estão presentes outros sintomas que podem ser detectados por um exame físico, como alterações no olho que são reveladas pelo oftalmoscópio. O diagnóstico pode, portanto, ser definitivamente estabelecido. Além disso, há um sinal seguro por meio do qual um ataque epiléptico pode ser distinguido de um ataque histérico ou psíquico. Na epilepsia verdadeira, a urina é eliminada involuntariamente durante o ataque. Esse é um sinal seguro, e, quando ausente, podemos dizer com certeza que o ataque não é epiléptico, seja o que possa ser. Esse é um ponto útil para aqueles que têm que lidar com as patologias que afligem o temperamento psíquico, pois verão muitas crises, e um método seguro e muito útil de distinguir aquelas que são de origem orgânica. Não devemos, entretanto, concluir que todos os casos de tal incontinência sejam epilépticos, pois existem muitas outras causas, tanto orgânicas quanto funcionais.

No caso do Sr. C., esse sintoma fundamental estava ausente. Os ataques, aliás, sempre aconteciam durante o sono e pareciam ter mais forma de pesadelos severos, beirando o sonambulismo. Um fator curioso era o de que os pesadelos da Sra. C. geralmente anunciavam, precediam, os ataques do Sr. C.

Essas ocorrências apresentavam certa regularidade cíclica, ocorrendo cerca de uma vez por mês. No caso de uma mulher, isso poderia ser naturalmente referido ao ciclo de vinte e oito dias de sua natureza, mas, no caso de um homem, tal explicação não era exequível, portanto, tivemos que procurar outro ciclo de vinte e oito dias para explicar a sua periodicidade. O único outro ciclo desse período é o das fases da lua.

Fomos então confrontados por uma correlação de ataques epileptiformes, sem base orgânica, os pesadelos de uma segunda pessoa e as fases da lua. Era preciso encontrar alguma teoria que abarcasse esses três pontos e explicasse sua inter-relação.

Um sonho é geralmente a primeira maneira pela qual as manifestações psíquicas se tornam conhecidas, as percepções subconscientes sendo refletidas na consciência nessa forma.

É sustentado por muitos ocultistas que a epilepsia congênita, distinta daquela devida a tumores cerebrais, tem raízes nas operações de magia negra ou feitiçaria de que o sofredor participou em uma vida passada, seja como praticante, seja como vítima, o ajuste sendo uma luta astral com uma entidade desencarnada, refletida no corpo físico por meio do conhecido fenômeno da repercussão.

A lua desempenha um papel muito importante em todas as operações ocultas, estando disponíveis diferentes marés em diferentes fases de seu ciclo. Perséfone, Diana e Hécate, todos aspectos de Luna, são três pessoas muito diferentes.

Portanto, parecia provável que, como a investigação física não havia dado nenhum resultado, uma investigação psíquica pudesse produzir frutos. Então, realizou-se uma, que obteve os resultados expostos a seguir.

Absolutamente nada foi discernido e descoberto em relação à Sra. C. Ela era apenas o que os advogados chamam de cúmplice após o fato, cúmplice posterior. Mas o rastro psíquico do Sr. C. logo foi captado e seguido, e parece que, em sua última encarnação, ele esteve associado a duas mulheres, mãe e filha, que praticaram bruxaria para seu próprio benefício. A mais jovem das duas mulheres fora sua amante por um curto período de tempo. A mãe e a filha pagaram a pena por seus crimes, mas o parceiro delas escapou.

O diagnóstico foi o seguinte: é a bruxa mais jovem que está no fundo do problema. São suas visitas astrais que causam as convulsões do Sr. C. e os pesadelos da Sra. C., e se correlacionam com as fases da lua porque certas fases são favoráveis para a operação que ela realiza, portanto, ela se aproveita e obtém vantagens delas. A questão agora permanece: essa mulher está encarnada ou não? Isto é, a visita da meia-noite é feita em um corpo astral projetado de um ser humano vivo ou por um espírito apegado à matéria que conseguiu escapar da Segunda Morte?

A Sra. C. já havia conquistado a confiança da amiga em comum que estava preocupada com seu bem-estar e acatou a sugestão de que alguma influência psíquica poderia estar no fundo do problema, pois essa explicação coincidia com as suas próprias intuições sobre o assunto, intuições que ela não ousara divulgar por medo de parecer ridícula.

Quando questionada se ela poderia identificar alguém no círculo de conhecidos de seu marido que pudesse ser a bruxa mais jovem, respondeu imediatamente que poderia sem qualquer dificuldade identificar as duas mulheres, e contou a seguinte história curiosa.

A bruxa mais velha ela identificou como a mãe de seu marido, uma senhora idosa que ocupava uma suíte em sua casa.

Por essa velha inofensiva, a Sra. C. sempre teve um horror e repulsa peculiares, embora admitisse que não havia motivos racionais para isso e se esforçasse honestamente para cumprir o seu dever com ela. Tão grande era o seu horror pela velha senhora que ela nunca ficava em casa depois que o marido saía para o escritório pela manhã, ela mesma ia para o clube se não tivesse outro compromisso.

Entre os frequentadores da casa estava uma amiga íntima da velha Sra. C., uma mulher de temperamento psíquico peculiar, que sempre chamava a velha senhora de mãe e era singularmente ligada a ela. Ela também era muito apegada ao Sr. C., mas os seus sentimentos nunca excederam, aparentemente pelo menos, os limites do decoro, e o Sr. C., que era sinceramente apegado à própria esposa, nunca prestou a menor atenção nela, vendo-a como amiga de sua mãe e, como tal, devendo ser tolerada.

A Sra. C., sem hesitar, identificou a Srta. X., como a chamaremos, como a bruxa mais jovem. Indagações foram então feitas a respeito de sua história, e um caso muito curioso se desenrolou.

Quando jovem, ela ficara noiva de um homem que, logo após o anúncio do noivado, desenvolveu uma tuberculose galopante e morreu após uma curta doença, com uma hemorragia violenta.

Pouco depois disso, a irmã da Srta. X. também ficou noiva, e, por uma estranha fatalidade, seu amante teve o mesmo destino, morrendo como morreu o outro homem, em uma inundação do próprio sangue.

Os anos se passaram, e a Srta. X. ficou noiva novamente. Logo o segundo amante adoeceu, dessa vez não com uma tuberculose galopante, mas com uma forma mais prolongada da doença, na qual a hemorragia era o principal sintoma. Ele parecia arrastar a existência de hemorragia em hemorragia, e esse estado de saúde durou anos. A Srta. X., uma mulher de consideráveis recursos privados e posses, alugou uma casa, instalou uma tia como acompanhante e levou o seu noivo para morar lá e ser cuidado por ela. Logo a tia desenvolveu os sintomas da doença; ela parecia ter esgotado toda a vitalidade e por dias a fio ficava inconsciente, mas nenhuma causa específica foi descoberta para a sua doença. Esse peculiar arranjo continuou por anos, a Srta. X. morando em sua mansão com essas duas criaturas moribundas arrastando a existência de ataque em ataque.

Ela era uma visitante constante na casa do Sr. C., durante a vida tanto da primeira esposa do Sr. C. quanto da segunda, a amiga de minha amiga. Com a morte da primeira esposa do Sr. C., ela teve grandes esperanças, como observou-se, de que as atenções dele se voltassem para ela, mas isso não aconteceu; no entanto, ela engoliu seu desgosto e conseguiu manter a posição como amiga íntima da família quando a nova Sra. C. veio para presidir a casa.

Certos métodos de proteção foram sugeridos à Sra. C., que a ajudaram consideravelmente, mas não foi possível excluir a Srta. X. da casa devido à sua intimidade com a velha senhora. No devido tempo, no entanto, a velha Sra. C. foi reunida a seus pais, e, então, a jovem Sra. C. bateu o pé e disse que não teria mais nada a ver com a Srta. X. O Sr. C. concordou com isso, pois sempre tivera repulsa pela Srta. X., e só a havia tolerado por causa de sua mãe.

Logo depois disso, a Sra. C. começou a se sentir mal. A indisposição progrediu lentamente, até que, finalmente, embora ela não tivesse sintomas definidos, foi obrigada a consultar um médico por causa de sua crescente fraqueza e sensação de mal-estar. Foi feito um diagnóstico de câncer de útero de crescimento e evolução rápidos. Foi realizada uma cirurgia, que deu alívio temporário, mas não havia mais esperança, e ela piorou continuamente.

Perto do fim, caiu na inconsciência, e, ao mesmo tempo, o Sr. C. também ficou inconsciente, aparentemente tendo uma de suas convulsões durante o sono – do qual nunca mais acordou. Eles morreram com poucas horas de diferença um do outro.

A primeira esposa do Sr. C. também morreu de câncer no útero.

Mais ou menos nessa época, a tia e o noivo da Srta. X. morreram com um intervalo curto de tempo, e a última coisa que se soube sobre a Srta. X. foi que ela havia sido transferida para uma casa de repouso no interior, com um grave colapso mental.

Tomados separadamente, qualquer um dos incidentes nessa estranha história, cheia de acontecimentos, pode ser explicado, mas juntos eles formam uma história curiosa, especialmente quando se lembra que, sem qualquer informação prévia, uma investigação psíquica havia "detectado" a existência de uma pessoa com distúrbios anormais que estava interessada no Sr. C.

O câncer é uma doença sobre a qual certas hipóteses ocultas lançam muita luz. Acredita-se que seja uma doença do duplo etérico, não do corpo físico, e que um "Câncer Elemental" seja o fator infeccioso.

Provar ou refutar qualquer coisa relativa à história anterior é impossível, mas as seguintes hipóteses ocultas podem explicar bastante. Se essas hipóteses não forem aceitas, os leitores podem encontrar um interessante exercício para sua engenhosidade na construção de outra que explique mais satisfatoriamente as circunstâncias do caso.

A Srta. X. reteve subconscientemente o conhecimento e os poderes que detinha durante a vida anterior, quando ela estava envolvida no culto das bruxas e feiticeiras. Ela também manteve a sua paixão pelo Sr. C., uma paixão obviamente não correspondida. Empregou o seu poder de projeção do corpo astral para visitar o Sr. C. à noite, durante o sono. Na ausência de detalhes, é impossível decidir com certeza se o "ataque" do Sr. C. foi uma luta ou um abraço mais envolvente. Poderia ser um dos dois ou ambos, uma luta inicial que terminaria em um abraço envolvente de amantes. Os sonhos da Sra. C. obviamente se relacionavam com o mesmo visitante astral que causara as convulsões do Sr. C. Infelizmente, não há registro para mostrar em que fase da lua esses ataques ocorreram, mas presumivelmente foi na fase de Hécate, que é o período da feitiçaria maligna.

O estado de saúde do noivo e da tia da Srta. X. e a morte de seu primeiro amante apontam marcadamente para o vampirismo. É difícil acreditar que uma pessoa com tuberculose continue por tantos anos sem que sua doença seja controlada ou tenha havido progressos definitivos e claros. É difícil dizer qual a conexão, se houver, entre a Srta. X. e a morte do amante de sua irmã, mas é curioso que três homens, associados a essa casa malfadada como futuros maridos, tenham perdido suas vidas da mesma forma. Isso, juntamente com a misteriosa doença da tia, é muito suspeito. Como observado anteriormente, qualquer um desses incidentes poderia ser explicado, mas, em conjunto, eles exigem reflexão. Nos fazem pensar. Também é curioso que a Srta. X. tivesse mantido o noivo em casa e, no entanto, não tenha se casado com ele, um arranjo, sob todos os pontos de vista normais, com muitos inconvenientes e nenhuma vantagem. Por outro lado, se os seus sentimentos estivessem fixados no Sr. C. e obtendo satisfação por meio das suas visitas astrais, ela naturalmente não iria querer romper o relacionamento com o homem que amava, entregando-se ao homem que não amava. Se ela fosse uma vampira, o seu motivo para manter a tia e o amante em sua casa, e a condição deles, seriam facilmente explicados. Também o seu colapso, que se seguiu imediatamente à morte de ambos.

O fato de que a primeira esposa do Sr. C. morreu de câncer no útero não merece comentários, mas é curioso que ele tenha perdido a segunda esposa da mesma doença. O câncer não é tão comum assim, e, de qualquer forma, existem muitos locais disponíveis além do útero. Por outro lado, Diana, um dos aspectos de Luna, da qual Hécate, a deusa das bruxas, é outro, governa os órgãos reprodutores femininos.

A doença da Sra. C. começou a se manifestar logo depois que a Srta. X. foi banida da casa.

Finalmente, o que podemos dizer sobre a morte das três pessoas mais intimamente associadas à Srta. X., com um curto espaço de tempo uma da outra, e o seu colapso imediato? Na ausência de detalhes, qualquer conclusão deve ser um palpite, deve ser conjectural, mas temos bons motivos para supor que as operações mágicas da Srta. X. foram acompanhadas por algum contratempo.

Pode-se dizer que tal teoria é a mais louca improbabilidade e viola todas as leis da evidência. Tenha-se em mente, no entanto, que, dois anos antes de esses fatos acontecerem, se suspeitou do trabalho de uma bruxa em conexão com os ataques epiléticos do Sr. C. e se indicou a natureza da sua relação com ele; e as investigações subsequentes revelaram os fatos curiosos relacionados à história e à família da Srta. X.; também deve ser notado que os acontecimentos que ocorreram posteriormente são os mesmos que foram registrados em muitos relatos de julgamentos de bruxas. É uma máxima científica que o poder de prever o curso dos fenômenos é uma boa indicação da verdade de uma teoria.

CAPÍTULO 3
UM CASO DE BRUXARIA MODERNA

O papel desempenhado por uma ex-bruxa em um ataque oculto é muito marcante. Repetidamente, as investigações de médiuns independentes apontam para a bruxaria em uma encarnação anterior quando problemas desse tipo estão acontecendo. O motivo é quase sempre a vingança, mas também há boas razões para acreditar que a projeção do corpo astral ocorre involuntariamente durante o sono e não é deliberadamente desejada pelo ofensor. Muitas e muitas pessoas que atualmente são médiuns e sensitivas obtiveram treinamento nos *covens* (grupo de bruxos) da feitiçaria medieval, e, por essa razão, os ocultistas experientes são muito cautelosos com o médium natural, distinto do iniciado com a sua técnica de psiquismo. Quando o psiquismo e o desequilíbrio mental são encontrados conjugados, associados, com uma disposição malévola, há forte presunção de que o culto de *diabolus* não está longe de ser procurado.

Um curioso conjunto de acontecimentos, em que eu própria fui um dos atores, lança bastante luz sobre essa ocorrência nada incomum. O caso foi nos primeiros dias de meu interesse pelo ocultismo, quando eu ainda estava adquirindo alguma experiência, pelo método custoso, mas eficaz, de bater a cabeça em obstáculos. Eu havia conhecido uma mulher que se interessava por assuntos psíquicos e sensitivos. Ela era uma pessoa extremamente sensível a qualquer coisa impura ou feia, até certo ponto exigente em seus hábitos pessoais, vivendo quase exclusivamente de alimentos vegetarianos crus, recusando até ovos, por serem muito estimulantes. Embora ela não fosse uma amante dos animais, era morbidamente humanitária e lia com gosto aqueles artigos que dão descrições sinistras e detalhadas de experimentos de vivissecção. Se eu fosse mais velha e mais sábia, teria reconhecido o significado de sua extrema limpeza e da sua ultrassensibilidade como um indício da ab-reação de um temperamento sádico – sendo o sadismo uma patologia da natureza emocional na qual o instinto sexual assume a forma de um impulso de infligir dor. Não conhecendo na época muitas coisas que agora sei, considerei suas características como indicativas de uma espiritualidade exaltada.

Na época em que a conheci, ela estava à beira de um colapso, supostamente devido ao excesso de trabalho, e estava muito ansiosa para se afastar das cidades e voltar para a natureza. Eu estava justamente deixando Londres para fixar residência em uma faculdade de ocultismo escondida nos redutos rochosos da deserta Hampshire. Na inocência do meu coração, sugeri que ela fosse até lá e ajudasse nas tarefas domésticas. A sugestão foi imediatamente aceita, e, alguns dias depois da minha chegada, a Srta. L. juntou-se a nós. Ela parecia bastante normal, fazia-se agradável e era muito querida. Um incidente, no entanto, à luz dos eventos subsequentes, foi muito significativo. Ao sair da velha carruagem em que ela havia viajado desde a estação, ela imediatamente voltou-se para o velho cavalo que puxava a pequena carruagem e o afagou. Aquele animal, que geralmente afundava em uma apatia da qual era difícil despertar quando precisavam que trabalhasse, reanimou-se para a vida ao toque dela, como se ela o tivesse ferroado. Ele jogou a cabeça para cima, recuou, bufou e quase virou a carruagem na vala, para espanto de seu condutor, que declarou que nunca o tinha visto fazer tal coisa antes, e encarou a nossa visitante com desaprovação.

A Srta. L., no entanto, parecia bastante normal, mostrou-se muito agradável e, de qualquer forma, recebeu uma recepção amigável – dos humanos, pelo menos.

Naquela noite fui acordada por um pesadelo, coisa a que não costumo estar sujeita. Lutei com um peso no peito, e, mesmo depois que a consciência voltou totalmente, o quarto parecia estar cheio de maldade. Executei uma fórmula simples de banimento que eu conhecia, e a paz foi restaurada.

Na manhã seguinte, no café da manhã, um grupo de pessoas com os olhos expressando exaustão se reuniu, reclamando ter passado por noites maldormidas e perturbadas. Trocamos impressões e descobrimos que todos, cerca de seis ou sete de nós, tivéramos pesadelos semelhantes e passamos a trocar experiências. O efeito disso sobre a Srta. L. foi curioso. Ela se contorceu na cadeira como se, de repente, tivesse ficado encolerizada, e disse com muita ênfase: "Essas coisas não deveriam ser discutidas, é muito prejudicial".

Por consideração aos sentimentos dela, desistimos. Mas logo depois chegou à janela aberta outro membro de nossa comunidade, uma mulher que dormia em um abrigo ao ar livre a pouca distância da casa. Perguntamos sobre sua saúde, como de costume, e ela respondeu que não estava se sentindo muito bem, pois havia dormido mal, e passou a contar o mesmo pesadelo que o resto de nós. No final daquela manhã, outra senhora, que tinha uma casa um pouco mais adiante na estrada, chegou e, por sua vez, nos contou sobre um pesadelo semelhante.

Esses pesadelos continuaram, intermitentemente, nos dias seguintes, afligindo diferentes membros da comunidade. Eles eram vagos e nebulosos, não havia nada que pudéssemos lançar para fins de diagnóstico, e atribuímos isso à indigestão causada pela versão do pão de cereais do padeiro da aldeia.

Então, um dia, briguei com a Srta. L. Ela tinha uma "paixão" por mim; tenho repulsa natural por paixões e dou a elas pouca polidez, e ela reclamou amargamente da minha falta de receptividade. Quaisquer que sejam os erros e acertos do caso, despertei seriamente o seu ressentimento. Naquela noite, fui afligida pelo pesadelo mais violento que já tive na vida, acordei do sono com uma terrível sensação de opressão no peito, como se alguém estivesse me segurando ou deitado sobre mim. Vi distintamente a cabeça da Srta. L., reduzida ao tamanho de uma laranja, flutuando no ar, aos pés da minha cama e estalando os dentes para mim. Foi a coisa mais maligna que já vi na vida.

Ainda não atribuindo qualquer significado psíquico às minhas experiências e estando firmemente convencida de que o responsável era o padeiro local, não contei a ninguém sobre o meu sonho, pensando que era uma daquelas coisas que é melhor guardar para si mesmo; mas, quando os membros da comunidade vieram conversar sobre o assunto à luz dos eventos subsequentes, descobrimos que duas outras pessoas tinham tido experiências semelhantes.

Uma ou duas noites depois, no entanto, quando chegou a hora de dormir, fui dominada por uma sensação de mal iminente, como se algo perigoso estivesse à espreita nos arbustos ao redor da casa, ameaçando atacar. Tão forte foi essa sensação que desci do quarto e dei a volta na casa, testando as travas das janelas para ter certeza de que tudo estava seguro.

A Srta. L. me ouviu e gritou para saber o que eu estava fazendo.

Contei a ela sobre os meus sentimentos.

"Sua menina tola", disse ela, "não adianta trancar as janelas, o perigo não está fora de casa, mas dentro dela. Vá para a cama e certifique-se de trancar a porta". Ela não respondeu às minhas perguntas, exceto para reiterar que eu deveria trancar a porta. Essa foi a primeira noite em que dormi naquela casa, tendo estado anteriormente em uma cabana, um chalé, no lado oposto da estrada.

Não tranquei a porta porque a noite estava insuportavelmente quente, e o quarto e a janela eram pequenos. Decidi, no entanto, por colocar uma lixeira esmaltada em um ponto estratégico da passagem, confiando que qualquer intruso cairia sobre ela e daria o alarme.

Nada aconteceu, e dormi tranquilamente.

Na manhã seguinte, porém, a tempestade desabou. A Srta. L. e eu trabalhávamos tranquilamente na cozinha quando ela, de repente, pegou uma faca de trinchar e começou a me perseguir, furiosa como uma doida varrida. Felizmente, eu tinha em mãos uma grande panela cheia de legumes recém-cozidos e usei-a como arma de defesa, e dançamos em volta da mesa da cozinha, espalhando água quente com repolho em todas as direções.

Nenhuma de nós fez um som ou disse qualquer palavra; eu a rechaçava com a panela quente e cheia de fuligem, e ela me golpeava com uma faca desagradavelmente grande. Em um momento propício, entrou o chefe da comunidade. Ele percebeu a situação de relance e lidou com ela com o método diplomático de nos repreender imparcialmente por fazer tanto barulho e nos dizer para continuarmos com o nosso trabalho. A Srta. L. terminou o que quer que estivesse fazendo com a faca, eu servi o repolho, e o incidente passou tranquilamente.

Depois do almoço, a Srta. L. experimentou a consequência de sua excitação e foi para o seu quarto completamente prostrada de exaustão. Fiquei um tanto perturbada. Embora acostumada aos casos mentais e, portanto, não tão perturbada pela briga recente quanto qualquer outra pessoa poderia estar, eu não gostava da perspectiva de ser companheira de casa de uma lunática perigosa que não estava sob nenhum tipo de controle. O chefe da comunidade, porém, disse que não havia motivo para alarme, que logo ele teria o caso sob controle. Ele foi até o banheiro, encheu uma saboneteira com água da torneira, fez alguns passes sobre ela e, mergulhando o dedo na água, começou a desenhar uma estrela de cinco pontas na soleira da porta do quarto da Srta. L.

A Srta. L. não fez nenhuma tentativa de deixar o quarto até quarenta e oito horas depois, quando ele mesmo a buscou e a fez sair.

Como ele havia prometido, logo a teve em suas mãos. Ele teve várias longas conversas com ela, nas quais eu não estava presente, e, ao fim de alguns dias, uma muito abrandada Srta. L. começou a cuidar de seus afazeres domésticos novamente. Houve recaídas e resistências, mas, no decorrer de algumas semanas, ela tornou-se comparativamente normal, e, quando a encontrei novamente, cerca de dezoito meses depois, não havia mais recaídas.

Dois incidentes curiosos ocorreram durante o período do tratamento dela nas mãos desse homem, um adepto, se alguma vez já existiu algum. A casa em que ela tinha um quarto era muito antiga, e a porta da frente, extremamente maciça e grande, era fechada à noite por dois ferrolhos enormes que se cruzavam, uma corrente que poderia atracar uma barcaça e um enorme cadeado com uma chave do tamanho de uma espátula de cimento. Quando a porta era aberta pela manhã, funcionava como um despertador para toda a aldeia. Ela rangia, gemia e repicava. No entanto, noite após noite, descíamos pela manhã para encontrar essa porta entreaberta. Todos dormíamos com as portas abertas para o pequeno patamar da escada. Descer os degraus antigos da velha escada, que rangiam, era como caminhar sobre os pedais de um órgão. A porta dos fundos era moderna e poderia ser aberta facilmente. As janelas eram caixilhos modernos da mais simples engenhosidade. Quem abria a pesada porta da frente, e por quê?

Trocamos recriminações por várias manhãs no intervalo do desjejum sobre quem havia deixado a porta aberta na noite anterior, mas ninguém jamais pôde ser condenado pela culpa. Finalmente o assunto chegou ao conhecimento do chefe do grupo.

"Logo colocarei um fim nisso", disse ele, e todas as noites ele voltava a selar o quarto da Srta. L. com o pentagrama. Não tivemos mais problemas com a porta da frente abrindo depois disso.

Enquanto estava lidando com a Srta. L., ele fez uma prática de selar a soleira do próprio quarto da mesma maneira, só que, nesse caso, ele desenhava a ponta do pentagrama para fora, para evitar que a Srta. L. entrasse; ao passo que, quando selava o quarto dela, colocava a ponta para dentro, para evitar que ela saísse. Ela não sabia disso, nem era provável que chegasse aos seus ouvidos indiretamente, pois ela era muito pouco comunicativa. Eu só sabia que ele estava selando seu quarto porque, por acaso, o vi fazendo isso.

No entanto, um dia ouvi uma batida em minha porta, e lá estava a Srta. L. com os braços cheios de lençóis limpos. Ela me perguntou se eu faria a gentileza de levá-los para o quarto do chefe da comunidade, de guardá-los e recolher a roupa de cama suja. Perguntei-lhe por que ela mesma não o fazia, pois sabia que ele estava fora, e era seu trabalho guardar a roupa de cama. Ela respondeu que tinha ido ao quarto dele com esse propósito, mas havia uma barreira psíquica, energética, na soleira da porta, que a impedia de entrar.

Ela também me pediu, em várias ocasiões, que eu colocasse dentro do meu vestido, fora de vista, uma pequena cruz de prata que eu usava habitualmente, pois ela disse que não suportava vê-la. Essa cruz eu havia comprado pouco antes de ir para essa faculdade de ocultismo, e a levei a um padre, meu conhecido, para ser abençoada, pois eu não estava muito tranquila em relação à natureza do grupo ao qual estava me juntando; durante os primeiros dias de minha associação, estava na ponta dos pés, por assim dizer, pronta para uma fuga iminente. Naturalmente, mantive meu próprio segredo sobre as precauções psíquicas que tomei contra meus novos amigos, e ninguém sabia que a cruz havia sido especialmente magnetizada contra ataques psíquicos. No entanto, a mulher, que teria me atacado se pudesse, sentiu sua influência e a temeu.

A autossugestão e a imaginação desempenham um papel tão importante nas chamadas impressões psíquicas que se tem medo de aceitar o testemunho confirmatório de um médium que sabe o que se espera dele, mas uma reação espontânea é, em minha opinião, uma evidência.

Quando o tratamento da Srta. L. progrediu em direção à sua recuperação final, muitas informações interessantes foram extraídas e vieram à tona. Ela nos contou que tinha memórias distintas de lidar com magia negra em vidas anteriores. Isso, ela disse, foi confirmado por vários médiuns independentes, e eu certamente estaria disposta a acrescentar meu testemunho ao deles se me tivesse sido solicitado. Quando criança, ela costumava sonhar acordada que era uma bruxa, desejando a morte ou o infortúnio daqueles que a incomodavam, e também afirmou, embora eu não possa confirmar que isso seja verdade ou não, que seus desejos eram tão eficazes que ela ficou com medo e tentou abandonar a prática. Ela também disse que tinha o hábito de se visualizar diante das pessoas com quem estava zangada, repreendendo-as e projetando força maligna nelas. Isso, é claro, explicaria os nossos pesadelos. Ela também disse que tinha o hábito de atacar a mãe e a irmã dessa maneira, e deixou a irmã muito doente, de modo que agora as duas se recusavam a recebê-la em casa. Essa afirmação foi posteriormente confirmada pela mãe.

Ela nos contou que se sentia como se fosse duas pessoas distintas, sendo seu eu normal uma mente espiritual, intensamente compassiva e idealista. Seu outro eu, inferior, que vinha à tona quando ela estava contrariada, chateada ou cansada demais, era intensamente malicioso, maligno e sujeito a paroxismos de ódio e crueldade.

Essas características foram particularmente marcantes quando ela era pequena. Mas, à medida que envelhecia, reconheceu a injustiça desses atos, e seu elevado idealismo representou o seu esforço para superá-los. Esse esforço foi, estou convencida, honesto; infelizmente, nem sempre foi bem-sucedido.

Ela se referiu ao incidente em que me pediu para trancar a porta e disse que o fizera na esperança de me proporcionar alguma medida de proteção contra a projeção astral à qual ela sabia que estava tentada a se permitir.

À primeira vista, o seu caso parecia de obsessão, e assim fora diagnosticado por um ou dois membros da comunidade, mas o manejo sábio e adequado revelou outra coisa.

Esse caso revela outro ponto interessante: fiel à tradição das bruxas, ela tinha horror a símbolos sagrados. Não ocuparia uma sala ou quarto onde houvesse uma imagem de um tema religioso. Nada a induziria a usar qualquer joia em forma de cruz, e era-lhe impossível entrar numa igreja.

Esse caso tem muitos pontos interessantes, especialmente o fato de que o que à primeira vista era um caso de insanidade bem marcada foi esclarecido por métodos ocultos.

CAPÍTULO 4
PROJEÇÃO DO CORPO ETÉRICO

Antes de deixarmos o assunto do ataque por seres humanos encarnados, devemos considerar o tema da projeção etérica. Nesse caso, não apenas a mente está trabalhando, mas também algo que é quase físico; suficientemente físico, de qualquer forma, para deixar hematomas e feridas na carne da vítima, jogar os móveis de um lado para o outro ou, pelo menos, fazer um barulho considerável.

Onde tais manifestações ocorrem, é óbvio que estamos lidando com algo mais substancial do que a mente, pois, embora a mente possa influenciar ela mesma e, por seu intermédio, o corpo, em uma extensão cujos limites, no estado atual de nosso conhecimento, são difíceis de definir, a mente não pode manipular a matéria diretamente: ou seja, você não pode quebrar uma janela por meio de um pensamento. Deve haver algum veículo físico que possa ser manipulado pela mente se os efeitos forem forjados no plano físico. O corpo vivo é um desses instrumentos; ele é manipulado pela mente toda vez que ocorre um movimento voluntário, e as operações de cura espiritual são simplesmente uma extensão desse princípio aos músculos involuntários e aos processos fisiológicos normalmente não dirigidos pela mente consciente. Os ocultistas sustentam que a mente afeta o corpo por meio do duplo etérico, como é chamado – a "mente mortal" dos Cientistas Cristãos. Não podemos concluir sem razão que, quando a ação física é produzida a distância por meios ocultos, isso é feito pelo emprego desse duplo etérico.

O duplo etérico é principalmente um corpo de tensões magnéticas em cuja estrutura cada célula e fibra do corpo físico são mantidas como em um suporte. Mas, intermediário entre o duplo etérico e o corpo físico denso como o conhecemos, existe o que pode ser chamado de matéria-prima, a partir da qual a matéria densa é condensada. Isso foi chamado pelos antigos de Hylé, ou Primeira Matéria (matéria-prima), e pelos modernos, de Ectoplasma. É esse ectoplasma projetado que produz os fenômenos sempre que se trata de manifestações físicas. Ele pode ser projetado como hastes longas, que operam até uma distância de cerca de três metros; ou pode ser projetado como uma nuvem nebulosa, densa, ligada ao médium por um tênue fio. Essa nuvem pode ser organizada em formas distintas, tendo aparência de vida e atuando como veículo para as vontades conscientes. Existe uma grande quantidade de informações disponíveis sobre esse assunto na literatura do espiritismo, cujas referências podem ser encontradas na conclusão deste livro.

O adepto que era chefe do colégio de ocultismo ao qual me referi anteriormente, e de quem recebi meu primeiro treinamento em ocultismo, era capaz de realizar essa operação, e muitas vezes o vi fazê-la. Ele entrava em um transe profundo, depois de alguns movimentos convulsivos, algo como uma tetania lenta, e então perdia cerca de dois terços de seu peso.

Muitas vezes ajudei a levantá-lo, ou até mesmo o levantei sozinha, com uma única mão, quando ele estava nesse estado e não pesava mais do que uma criança. Um homem pode fingir muitas coisas, mas não pode fingir o seu peso. Eu o levantei sozinha do chão para um sofá quando estava nesse estado, com uma mão só. É bem verdade que, estando rígido como uma tábua, ele era muito mais fácil de manusear do que a forma humana comum, flácida e inconsciente; mas existe certa proporção entre o peso de um homem adulto e a força de uma mulher de físico mediano.

O que aconteceu com o peso perdido nessas ocasiões, descobri uma noite. Ele estivera doente, com algum delírio, e a maior parte da enfermagem, principalmente do trabalho noturno, coubera a mim. Chegou um momento, porém, em que decidimos que ele estava tão recuperado que não era necessário que alguém ficasse em sua companhia, então fomos todos para a cama, pela primeira vez em vários dias. Eu dividia um quarto com outro membro da comunidade. Estávamos em um chalé relativamente pequeno, e nossas duas camas ficavam juntas, lado a lado, bem embaixo da janela aberta sem cortinas. Era época de lua cheia, e me lembro de que não precisava acender uma vela para ver como me despir.

Adormeci rapidamente, pois estava muito cansada. Não poderia ter dormido por muito tempo, entretanto, quando fui acordada pela sensação de um peso sobre os meus pés. Era como se um cachorro de bom tamanho, digamos, um da raça Collie, tivesse pulado e se deitado na cama. O quarto estava inundado pelo luar, claro como o dia, e vi claramente, aparentemente dormindo ao pé da minha cama, o homem que havíamos deixado agasalhado e em segurança para passar a noite no quarto abaixo. Essa foi uma situação um tanto embaraçosa, e fiquei imóvel, pensando antes de fazer qualquer coisa. Estava bem acordada agora, como bem se pode imaginar. Concluí que Z., como chamarei esse homem, havia retornado ao delírio ou estava sonâmbulo. Em todo caso, eu estava muito ansiosa para levá-lo de volta para a cama em segurança, sem confusão ou uma cena. Minha companheira tinha um problema cardíaco, e eu não queria que ela levasse um choque; nem queria que ele levasse um choque, em seu estado de fraqueza. Eu tinha medo de que, se acordasse a minha colega de quarto primeiro, ela pudesse gritar e acordar Z. de repente, com consequências desastrosas. Resolvi, portanto, acordá-lo gentilmente, por ser a melhor das alternativas, e para dar uma chance a ela. Depois de cogitar esses assuntos por alguns momentos, finalmente tomei uma atitude, resolvi agir. Sentei-me na cama e inclinei-me silenciosamente para a frente com a intenção de tocá-lo suavemente nos ombros e assim despertá-lo. Para me inclinar para a frente, tive que retirar os pés de debaixo dele, pois estavam presos pelo peso do seu corpo, que até agora repousava sobre eles, pois eu tivera o cuidado de não me mexer enquanto elaborava o meu plano de campanha.

    Z. estava claramente visível ao luar, aparentemente vestido com seu roupão, ou assim pensei ao ver as dobras discretas do tecido que o envolvia. Tanto o seu rosto quanto as suas vestes pareciam cinza ou incolores ao luar, mas não havia dúvida em minha mente quanto à sua onipresença, materialidade, pois eu podia não apenas vê-lo, mas também sentir seu peso repousando sobre meus pés. No momento em que me mexi, porém, ele desapareceu, e fiquei olhando espantada para a dobra suave dos cobertores na ponta da pequena cama de campanha em que eu estava deitada. Foi então, e somente então, que percebi que ele parecia todo cinza e sem cor, mais como um esboço a lápis sombreado do que com um ser humano de carne e osso.

Perguntei a ele sobre esse incidente pela manhã, mas ele disse que não se lembrava; estivera tendo os sonhos inquietos e interrompidos de um homem doente, mas não conseguia lembrar-se deles.

Isso, é claro, não foi de forma alguma um ataque oculto, mas sim a visita de um amigo, que veio se apoiar em mim no curso de sua doença e instintivamente veio a mim em busca de consolo quando fora de seu corpo em transe, em uma época em que sua condição debilitada o impedia de manter o controle normal sobre as suas atividades psíquicas. No entanto, serve para ilustrar o que poderia ser feito se a forma etérica que me visitou tivesse sido energizada por uma vontade maligna. Isso pode explicar também a natureza da sensação de peso que oprime as vítimas de certo tipo de pesadelo.

Eu já ouvi falar de mais de um caso em que hematomas semelhantes a marcas de dedos foram encontrados na garganta de pessoas que foram vítimas de um ataque astral. Na verdade, nunca vi esses hematomas, mas fui informada sobre eles por pessoas que os tiveram ou os viram. É um fato bem conhecido que, se um ocultista, agindo fora do corpo, se depara com algo desagradável no plano astral, ou se seu corpo sutil é visto, atingido ou alvejado, o corpo físico mostrará as marcas do ocorrido. Eu mesma muitas vezes encontrei hematomas com padrões curiosos em meu corpo depois de alguma escaramuça astral. O mecanismo de produção de tais marcas deve ser, penso eu, da mesma natureza que produz os estigmas dos santos e as curiosas marcas físicas e inchaços às vezes vistos em histéricos – a mente, fortemente agitada, afeta o duplo etérico, que age sobre as moléculas físicas mantidas em suas malhas. Atrevo-me a profetizar que os próximos avanços na medicina estarão ligados ao conhecimento da natureza e à função do duplo etérico.

O próximo tipo de ataque psíquico que devemos considerar é aquele conduzido por meio de elementais artificiais. Estes se distinguem das formas-pensamentos pelo fato de que, uma vez formulados pela mente criativa do mago, apresentam vida própria distinta e independente, embora estritamente condicionados quanto à natureza pelo conceito de seu criador. A vida dessas criaturas é semelhante à de uma bateria elétrica, ela vaza lentamente por meio de radiação e, a menos que seja recarregada periodicamente, finalmente enfraquecerá e morrerá. Toda a questão de fazer, carregar, recarregar ou destruir esses elementais artificiais é importante no ocultismo prático.

O elemental artificial é construído formando uma imagem nítida na imaginação da criatura que se pretende criar, animando-a com algo do aspecto correspondente do próprio ser da pessoa e, então, invocando nela a força natural apropriada. Esse método pode ser usado tanto para o bem quanto para o mal, e os "anjos da guarda" são formados dessa maneira. Diz-se que as mulheres moribundas, preocupadas com o bem-estar de seus filhos, frequentemente formam esses seres inconscientemente.

Eu mesma tive uma experiência extremamente desagradável em que formulei um lobisomem acidentalmente. Por mais desagradável que tenha sido o incidente, acho que seria melhor dar-lhe publicidade, pois mostra o que pode acontecer quando uma natureza insuficientemente disciplinada e purificada está lidando com forças ocultas.

Eu havia sofrido danos graves de alguém que, a um custo considerável para mim, ajudei desinteressadamente, e fiquei muito tentada a revidar. Deitada em minha cama descansando uma tarde, estava meditando sobre o meu ressentimento e, enquanto assim pensativa, fui levada para as fronteiras do sono. Veio à minha mente o pensamento de abandonar todas as restrições e enlouquecer de raiva. Os antigos mitos nórdicos surgiram diante de mim, e pensei em Fenrir, o Lobo Monstruoso do Norte. Imediatamente senti uma curiosa sensação de estiramento em meu plexo solar, e ali se materializou, ao meu lado na cama, um grande lobo. Essa era uma forma ectoplasmática bem materializada. Como Z., era cinza e incolor e, igualmente, tinha peso. Eu podia sentir distintamente as suas costas pressionando contra mim enquanto ele estava deitado ao meu lado na cama, como um cachorro grande faria.

Eu não sabia nada sobre a arte de fazer elementais naquela época, mas acidentalmente encontrei o método certo – a meditação altamente carregada de emoção, a invocação da força natural apropriada e a condição entre o sono e a vigília em que o duplo etérico facilmente se lança para fora.

Fiquei horrorizada com o que havia feito. Sabia que estava em apuros e que tudo dependia de eu manter a cabeça no lugar. Tinha experiência suficiente de ocultismo prático para saber que a coisa que chamei à manifestação visível poderia ser controlada por minha vontade, desde que eu não entrasse em pânico; mas, se perdesse a coragem e isso levasse a melhor, ganhasse o controle da situação, eu teria que lidar com um monstro de Frankenstein.

Mexi-me um pouco, e a criatura evidentemente se opôs a ser perturbada, pois virou o longo focinho para mim por cima do ombro e rosnou, mostrando os dentes. Agora eu havia "acordado" adequadamente e estava realmente em pânico; mas sabia que tudo dependia de eu ganhar o controle da situação e mantê-la, e que a melhor coisa que eu poderia fazer era lutar agora, porque, quanto mais tempo a Coisa existisse, mais forte ficaria, e mais difícil seria desintegrá-la. Então bati meu cotovelo em suas costelas ectoplasmáticas peludas e lhe disse em voz alta:

"Se você não consegue se comportar, vai ter que ir para o chão", e empurrei-a para fora da cama.

O "lobo" desceu, manso como um cordeiro, e transformou-se de lobo em cachorro, para meu grande alívio. Então o canto norte do quarto pareceu desvanecer, e a criatura saiu por essa abertura.

No entanto, eu me encontrava longe de estar feliz, pois tive a sensação de que aquilo não era o fim, e essa sensação foi confirmada quando, na manhã seguinte, outra pessoa da minha casa relatou que seu sono havia sido perturbado por sonhos com lobos, e que ela tinha acordado durante a noite e visto os olhos de um animal selvagem brilhando na escuridão em um dos cantos de seu quarto.

Completamente alarmada, fui buscar conselho de alguém que sempre considerei meu professor, e me disseram que eu havia feito essa Coisa de minha própria substância, por pensamentos vingativos, e que era realmente uma parte de mim mesma, lançada para fora; que eu deveria a todo custo recuperá-la e reabsorvê-la em mim, ao mesmo tempo que deveria renunciar ao meu desejo de "acertar as contas" com a pessoa que me causara danos. Curiosamente, exatamente nessa época, surgiu uma oportunidade mais eficaz de "acertar as contas" com meu antagonista.

Felizmente para todos os envolvidos, eu tinha bom senso suficiente para ver que estava na divisão dos caminhos, em uma encruzilhada, e, se não fosse cuidadosa, daria o primeiro passo para o Caminho da Mão Esquerda. Se aproveitasse a oportunidade para dar expressão prática ao meu ressentimento, a forma lupina nasceria para uma existência independente, e, então, seria o diabo, literal e metaforicamente. Tive a nítida impressão – e as impressões são coisas importantes em questões psíquicas e sensitivas, pois muitas vezes representam o conhecimento e a experiência subconscientes – de que, uma vez que o impulso do lobo encontrasse expressão em ação, a forma do lobo cortaria o cordão umbilical psíquico que o conectava com o meu plexo solar, e não seria mais possível absorvê-lo.

A perspectiva não era nada agradável. Eu tinha que renunciar à minha amada vingança e permitir que o mal fosse feito a mim sem me defender, e também tinha que convocar e absorver uma forma de lobo que, pelo menos para minha consciência psíquica, parecia desagradavelmente tangível. E essa também não era uma situação em que eu pudesse pedir ajuda ou esperar muita simpatia. No entanto, isso tinha que ser enfrentado, e eu sabia que a cada hora da existência da Coisa seria mais difícil lidar com isso, então tomei a decisão de deixar a oportunidade de vingança escapar por entre meus dedos e, ao anoitecer, invoquei a Criatura. Ela entrou novamente pelo canto norte do quarto (subsequentemente, eu soube que o norte era considerado entre os antigos como o lado do mal) e se apresentou sobre o tapete da lareira com um humor bastante ameno, dócil e domesticado. Obtive uma excelente materialização à meia-luz, e poderia jurar que um grande alsaciano estava ali parado olhando para mim. Isso era tangível, a ponto de exalar um odor de cachorro.

Dela para mim se estendia uma linha sombria de ectoplasma; uma extremidade estava presa ao meu plexo solar, e a outra desaparecia na pelagem desgrenhada de sua barriga, mas eu não conseguia ver o ponto real de ligação. Com um esforço de vontade e imaginação, comecei a extrair a vida dele ao longo desse cordão de prata, como se estivesse bebendo limonada por um canudinho. A forma de lobo começou a desaparecer, o cordão engrossou e tornou-se mais substancial, mais denso. Uma violenta agitação emocional começou em mim; senti os mais furiosos impulsos de enlouquecer e rasgar e quebrar qualquer coisa e qualquer um que estivesse por perto, como alguém enlouquecido. Dominei esse impulso com esforço, e a revolta se acalmou. A forma de lobo agora havia desaparecido em uma névoa cinza disforme. Essa névoa também foi absorvida pelo cordão de prata. A tensão diminuiu, e me vi banhada em suor. Isso, tanto quanto sei, foi o fim do incidente.

Tive uma lição vívida e altamente instrutiva. Esse caso pode não ser convincente para outras pessoas, devido à falta de evidências corroborativas, mas foi extremamente probatório para mim, e registro pelo que vale para aqueles que, tendo o conhecimento pessoal dessas coisas, podem ver o seu significado.

É um ponto curioso que, durante as breves vinte e quatro horas de vida da Coisa, a oportunidade de uma vingança efetiva tenha se apresentado.

CAPÍTULO 5
VAMPIRISMO

O suposto Vampiro sempre foi um personagem popular em contos de mistério e ficção. Existe uma literatura considerável sobre os seus feitos, desde o famoso romance *Drácula* até estudos sérios dos julgamentos de bruxas medievais, para os quais remetemos o leitor para a conclusão no final deste livro. Nestas páginas, no entanto, não quero me valer de evidências de segunda mão, nem de incidentes ocorridos em outros séculos e sob condições primitivas, pois se pode argumentar que, com a inexistência de tais condições em nosso meio, o problema do vampirismo, como o problema do tifo, também desapareceu e não precisa nos incomodar. Por experiência própria, porém, sou da opinião de que não é assim, e que a condição peculiar que os antigos chamavam de vampirismo pode explicar certas formas de perturbação mental e a doença física a ela associada.

Quando a psicanálise foi introduzida pela primeira vez na Inglaterra, comecei a estudar o assunto e me dediquei a isso em uma clínica fundada em Londres e, por fim, me tornei conferencista. Nós, estudantes, logo ficamos impressionados com o fato de que alguns casos eram excessivamente exaustivos de lidar. Não que eles fossem problemáticos, mas simplesmente "tiravam tudo" de nós e nos deixavam nos sentindo como trapos no final de um tratamento. Alguém mencionou esse fato a uma das enfermeiras encarregadas do departamento de choque, e ela nos disse que os mesmos pacientes também "drenavam" as máquinas elétricas e podiam absorver as tensões elétricas, as voltagens, mais surpreendentes sem mexer um fio de cabelo.

No mesmo lugar, nessa mesma clínica, no decurso de meu trabalho psicanalítico, deparei-me com vários casos em que existia um apego mórbido entre duas pessoas, mais comumente entre mãe e filha, ou duas amigas; às vezes também entre mãe e filho, e em um caso encontrei socialmente, entre um homem e uma mulher. Era sempre o negativo da dupla que vinha se tratar, e conseguimos beneficiá-los consideravelmente por meios psicoterapêuticos. Eles sempre apresentavam o mesmo complexo de sintomas, um temperamento sensível, tez pálida, feições cansadas e debilidade geral, sensação de fraqueza, e cansavam-se facilmente. Eles também eram invariavelmente muito sugestionáveis e, portanto, muito fáceis de influenciar.

Consequentemente, de modo geral, conseguimos obter bons resultados com muita rapidez nesses casos.

O ponto curioso, porém, era que a quebra do relacionamento mórbido causava perturbação marcante e até mesmo colapso parcial no parceiro dominante na aliança. Achamos necessário insistir em uma separação para que uma cura fosse efetuada, e a separação, de modo constante, desagradava muito ativamente o parceiro dominante.

Naquela época expliquei tudo em termos da psicologia freudiana, mas, mesmo assim, não pude deixar de me impressionar com o curioso efeito que uma separação tinha sobre a pessoa que não deveria estar doente, e com o fato de que, à medida que a pessoa melhorava, a outra declinava.

Sou da opinião de que o que Freud chama de complexo de Édipo não é totalmente unilateral, e que a "alma" dos pais se baseia na vitalidade psíquica da criança. É curioso como as pessoas que sofrem do complexo de Édipo sempre parecem envelhecidas, e como já apresentam esse aspecto. São pequenos velhinhos e velhinhas quando crianças. Nunca tiveram uma infância normal, tendo sido sempre mentalmente muito maduras para as suas idades. Convenci vários pacientes a me mostrar fotografias de si mesmos quando crianças e fiquei muito impressionada com a expressão preocupada e envelhecida dos rostos infantis, como se conhecessem todos os problemas, responsabilidades e fardos da vida.

Com o que sabemos da telepatia e da aura magnética, não me parece desproposital supor que, de algum modo que ainda não entendemos completamente, o parceiro negativo de tal relacionamento está causando um "curto-circuito" no parceiro positivo. Há um vazamento de vitalidade acontecendo, e o parceiro dominante está mais ou menos de modo consciente absorvendo-a, se não realmente sugando-a.

Esses casos não são absolutamente incomuns e desaparecem rapidamente quando a vítima é separada do vampiro. Sempre que houver registo de um vínculo estreito e dominador entre duas pessoas com a desvitalização de uma delas, é bom recomendar uma separação temporária e observar os resultados.

Casos como esses, no entanto, podem ser mais justamente descritos como parasitismo do que como vampirismo. Tal parasitismo psíquico é extremamente comum e explica muitos problemas psicológicos. No entanto, não abordaremos o assunto nestas páginas, pois ele está fora do escopo de nossa presente investigação e é mencionado apenas para fins ilustrativos. O vampirismo, como geralmente entendido, é um assunto muito diferente, e faremos bem em reservar o termo para os casos em que o ataque é deliberado, aplicando o termo parasitismo aos casos em que é inconsciente e involuntário.

Na minha opinião, o verdadeiro vampirismo não pode ocorrer a menos que haja poder para projetar o duplo etérico. Todos os registros de vampirismo que temos dão conta de algo muito mais tangível do que uma assombração ou obsessão. Na Europa Ocidental, as ocorrências parecem ser comparativamente raras nos tempos modernos, mas na Europa Oriental e em países primitivos parecem não ser incomuns, e inúmeros casos bem autenticados figuram nos livros de viagem.

O comandante Gould, em livro extremamente interessante, *Oddities*, faz um relato do vampirismo entre os *berberlangs* das Ilhas Filipinas. O seu relato é baseado em um artigo impresso no *Journal of the Asiatic Society*, vol. LXV, 1896. Essas pessoas desagradáveis, de acordo com o Sr. Skertchley, o autor do artigo citado pelo comandante Gould, "são necrófagas e devem comer carne humana ocasionalmente, pois, se não o fizerem, morrerão... Quando elas sentem desejo por uma refeição de carne humana, vão para o pasto e, tendo cuidadosamente escondido seus corpos, prendem a respiração e caem em transe. Os seus corpos astrais são, então, liberados... Elas voam para longe e, entrando em uma casa, alojam-se no corpo de um dos ocupantes e se alimentam de suas entranhas.

Pode-se ouvir os *berberlangs* chegando, pois emitem um ruído de lamentos, que é alto a distância e morre em um gemido fraco conforme eles se aproximam. Quando estão perto de você, o som de suas asas pode ser ouvido, e as luzes de seus olhos podem ser vistas dançando como vaga-lumes na escuridão".

O Sr. Skertchley declara que ele mesmo viu e ouviu um bando de *berberlangs* passar e, visitando no dia seguinte a casa em que os viu entrar, encontrou o ocupante morto sem qualquer sinal de violência externa.

Comparemos o relato do Sr. Skertchley sobre os *berberlangs* que jazem no grande pasto e se lançam em transe com o relato do Sr. Muldoon sobre "A projeção do corpo astral", com o qual todo estudante de ocultismo deve estar familiarizado, pois é, sem dúvida, um clássico da literatura sobre ocultismo, sendo um relato prático de experiências ocultas e instruções detalhadas de como proceder e fazer o mesmo.

Mas voltemos para mais perto de casa. No decorrer de minha experiência com os atalhos da mente humana, que, pela natureza do meu trabalho, tem sido, como o conhecimento de Sam Weller sobre Londres, extenso e peculiar, só conheci um caso de vampirismo genuíno, de acordo com o sentido em que uso o termo, e esse não foi um dos meus próprios casos, embora eu conhecesse as pessoas envolvidas, mas foi tratado por meu primeiro professor, a quem já me referi em conexão com o caso da boa senhora que me perseguia com uma faca de trinchar. Fiz uso dos fatos desse caso como base para uma das histórias em *Os segredos do Dr. Taverner*, mas os fatos reais são tais que eram inadequados para uma obra supostamente destinada a divertir.

Naquela época, eu estava dando aulas de psicologia da anormalidade na clínica de que falei e supervisionando o trabalho dos outros estudantes; um deles aconselhou-se comigo a respeito de um caso que lhe chegara em consultório particular, o caso de um jovem no final da adolescência, um desses tipos degenerados, mas intelectuais e socialmente apresentáveis, que não raramente surgem em famílias antigas cujo sangue é azul demais para ser saudável.

Esse rapaz foi aceito como pensionista em um apartamento que a estudante dividia com outra mulher, e logo elas começaram a ser perturbadas por fenômenos curiosos. Mais ou menos à mesma hora, todas as noites, os cachorros de um estábulo vizinho começavam a latir e uivar furiosamente, e alguns momentos depois a janela francesa que dava para a varanda se abria. Não importava quantas vezes eles mandassem o serralheiro para lá, nem como eles a barricassem, ela abriria na hora marcada, e uma corrente de ar frio varria o apartamento.

Esse fenômeno ocorreu uma noite quando o adepto, Z., estava presente, e ele declarou que uma desagradável entidade invisível havia entrado. Eles diminuíram as luzes e puderam ver um brilho opaco no canto que ele indicou e, quando colocaram as mãos nesse brilho, sentiram uma sensação de formigamento, como é experimentado quando as mãos são colocadas em água eletricamente carregada.

Então começou uma poderosa caça ao fantasma de cima a baixo do apartamento, e a presença foi finalmente encurralada e despachada no banheiro. Apresentei o incidente de maneira um pouco mais pitoresca em minha história, mas os fatos essenciais são os mesmos. O resultado da expulsão dessa entidade foi uma melhora marcante na condição do jovem paciente e o surgimento, a descoberta, da seguinte história.

O menino, a quem chamaremos de D., costumava ficar com um primo que voltara inválido da França, vítima de um suposto trauma de guerra. Esse jovem era outro descendente de uma linhagem desgastada e transpareceu que havia sido pego em flagrante naquela perversão desagradável chamada necrofilia. Segundo relato apurado dos pais de D., esse vício não era incomum em certos setores da frente de batalha, assim como ataques a homens feridos. As autoridades estavam tomando medidas drásticas para acabar com o problema. Por influência familiar, o primo de D. conseguiu se livrar do encarceramento em uma prisão militar e foi colocado, como doente mental, aos cuidados de sua família; que o deixaram sob os cuidados de um enfermeiro. Foi enquanto o enfermeiro estava de folga que o infeliz jovem D. foi equivocadamente contratado para cuidar dele. Descobriu-se também que as relações entre D. e seu primo eram de natureza cruel e viciosa, e, em uma ocasião, ele mordeu o menino no pescoço, logo abaixo da orelha, tirando e sugando o seu sangue.

D. sempre teve a impressão de que algum "fantasma" o atacava durante as suas crises, mas não ousava dizê-lo, por medo de ser considerado louco.

Quais as porcentagens exatas de mácula neurótica, vício e ataque psíquico é difícil dizer, nem é fácil decidir qual foi a causa predisponente que abriu a porta para todos os problemas e perturbações, mas uma coisa se destacou claramente para todos os observadores: com a expulsão do visitante psíquico, não apenas a condição de D. melhorou imediatamente, mas também, depois de uma pequena e aguda recaída, o primo se recuperou. O método de expulsão usado pelo adepto, Z., era prender a entidade dentro de um círculo mágico, para que ela não pudesse escapar, e então absorvê-la em si mesma por meio da compaixão. Ao concluir a operação, ele caiu para trás inconsciente. Foi, de fato, o mesmo método que fui instruída a usar ao lidar com o meu lobisomem, mas é uma tarefa muito mais formidável absorver e transmutar a projeção de outra pessoa do que absorver a sua própria, e só poderia ter sido realizada por um iniciado de alto grau, o que Z. indubitavelmente era.

A sua opinião sobre o caso, embora não houvesse meios de obter confirmação independente disso, era que algumas tropas da Europa Oriental haviam sido trazidas para a Frente Ocidental, e entre elas estavam indivíduos com conhecimento tradicional na Magia Negra, graças à qual o sudeste da Europa sempre gozou de reputação sinistra entre os ocultistas. Esses homens, ao serem mortos, souberam evitar ir à Segunda Morte, isto é, a desintegração do Corpo Astral, e mantiveram-se no duplo etérico vampirizando os feridos. Agora, o vampirismo é contagioso; a pessoa que é vampirizada, sendo desprovida de vitalidade, é um vácuo psíquico, ela mesma passa a absorver de qualquer um que encontre para reabastecer os seus recursos esgotados de vitalidade. Ela logo aprende por experiência os truques de um vampiro sem perceber o seu significado, e, antes que se dê conta, ela é um vampiro completo, desenvolvido, vampirizando os outros. A alma apegada à matéria de um vampiro às vezes liga-se permanentemente a um indivíduo se consegue fazer dele um vampiro funcional, extraindo sistematicamente dele o seu alimento etérico, pois, uma vez que ele, por sua vez, está se reabastecendo de outros, não morrerá de exaustão como normalmente acontece com as vítimas de vampiros.

Z. era de opinião que o primo de D. não era o vampiro principal no caso, mas uma vítima. Sendo um jovem de moral instável, rapidamente adquiriu os truques dos vampiros, e a alma apegada à matéria de algum magiar mágico o explorou. Por meio do seu ato de morder e tirar sangue do pescoço de seu primo, essa entidade foi transferida para o jovem D., preferindo novos pastos aos recursos esgotados de sua vítima anterior. Provavelmente ele alternava entre os dois, pois não era constante com D.

Exatamente o que Z. fez, não sabemos, pois ele era extremamente reservado sobre os seus métodos, mas, à luz dos conhecimentos subsequentes, devo imaginar que ele absorveu a energia etérica da alma apegada à matéria, e assim a privou de seus meios de resistir à Segunda Morte. Simplesmente expulsar a alma resistente para o Salão do Julgamento de Osíris envolveria deixar para trás um cadáver astral, que por algum tempo continuaria a causar problemas e confusões.

Pode ser interessante notar, em conexão com esse caso, que, durante o tempo em que a Srta. L. estava na faculdade de ocultismo em Hampshire, tivemos alguns acontecimentos bastante curiosos. Houve um surto entre nós de "picadas de mosquito" extremamente nocivas. As picadas em si não eram venenosas, mas eram de tal natureza que sangravam abundantemente. Lembro-me de acordar certa manhã e encontrar no travesseiro uma mancha de sangue do tamanho da palma da minha mão; aparentemente veio de uma pequena picada logo atrás do ângulo da mandíbula. Várias outras pessoas tiveram experiências semelhantes. Eu nunca tinha visto nada parecido, antes ou depois, nem ocorreram novamente depois que a Srta. L. partiu.

Não contei ao adepto Z. sobre esse acontecimento na época, e mais tarde, quando fui lembrada do incidente e o mencionei, a oportunidade de investigação havia passado. Ele expressou a opinião de que era obra de um vampiro e citou casos semelhantes com os quais se deparou ao longo de sua experiência. Disse ter visto casos na África em que a vítima ficara tão sem sangue que era difícil obter uma amostra sanguínea para exame, pois dificilmente poderia ser induzido a fluir dos tecidos debilitados.

Nada pode ser feito pela ciência médica para tais casos. Eles estavam morrendo aos poucos, e, no entanto, nenhuma doença definida podia ser demonstrada. Contudo, a aparência deles era a de uma pessoa definhando devido a hemorragias repetidas.

Quando se suspeita de vampirismo, o que se deve fazer é percorrer o corpo da pessoa centímetro a centímetro com uma poderosa lupa, e a busca provavelmente será recompensada pela descoberta de numerosas pequenas perfurações, tão minúsculas que não são descobertas por um exame a olho nu, a menos que se manifestem por infecção e supuração, quando geralmente são confundidas com picadas de insetos. Elas são picadas, com certeza, mas não de um inseto. Os lugares para procurá-las são ao redor do pescoço, especialmente sob as orelhas, na superfície interna dos antebraços, nos lóbulos das orelhas, nas pontas dos dedos dos pés e, na mulher, sobre os seios.

Diz-se que uma pessoa com tendências vampíricas desenvolve dentes caninos anormalmente longos e afiados, e eu mesma já vi um desses casos, e era uma visão curiosa. Os dois dentes caninos, o par que fica entre os incisivos e os dentes duplos da frente, tinham mais da metade do comprimento dos outros e terminavam em pontas afiadas como agulhas.

O verdadeiro vampirismo na Europa Ocidental parece ser raro, mas Z. era da opinião de que muitos casos obscuros de debilidade tropical, em que a anemia desempenhava papel proeminente, poderiam ser atribuídos a essa causa.

CAPÍTULO 6
ASSOMBRAÇÕES

Existem duas formas de "assombração" que devem ser consideradas, a que se deve a uma alma desencarnada que interfere em uma pessoa em particular, e a que se deve às condições que prevalecem em um lugar em particular, e que afeta qualquer pessoa suficientemente sensível que nele se encontre. Exceto nos casos em que a influência é excepcionalmente forte, a pessoa insensível é imune. Para perceber uma "assombração", é preciso, como regra geral, ser ligeiramente sensitivo; é por essa razão que as crianças, os celtas e as raças de cor sofrem severamente com tais interferências, e o impassível tipo nórdico é comparativamente imune, e, em menor grau, o vigoroso, materialista e cético latino.

Consideremos, antes de mais nada, a questão da interferência de uma alma desencarnada. Note-se que uso o termo "interferência", e não "ataque". A perturbação não precisa necessariamente ser um ataque, assim como o homem que se afoga, que se agarra ao seu salvador e o arrasta para baixo, não é motivado pela maldade. A entidade que está causando o problema pode ser uma alma em perigo nos Planos Internos, e é muito ignorante sobre as condições pós-morte para compreender o mal que está causando ao se apegar tão desesperadamente aos vivos. É por isso que a ampla divulgação dos ensinamentos espiritualistas é valiosa, pois ajuda a aliviar a tensão entre este mundo e o outro.

No que diz respeito à minha experiência, inclino-me a pensar que a malevolência deliberada é rara; mas esse apego apavorado não é incomum e explica por que o sobrevivente de um casal às vezes passa por experiências muito desagradáveis após a morte do parceiro. Há também casos, embora mais raros, em que uma alma que tem algum conhecimento oculto, mas está fortemente apegada à matéria por desejos dos prazeres físicos, usa uma curiosa forma de relacionamento para satisfazer esses desejos por meio do corpo físico de outra pessoa.

Existem inúmeros exemplos de ambos os tipos de interferência astral na literatura ocultista e espiritualista, mas, como estou me restringindo aos casos dentro de minha própria experiência, não os citarei, limitando-me a listar a literatura sobre o assunto na conclusão.

Uma conhecida minha perdeu, depois de uma longa doença, o marido, a quem era muito apegada, mas de quem a maioria das pessoas teria pensado que ela havia se livrado, pois, por muitos anos, ele havia sido viciado em bebida e finalmente morrera após uma longa doença durante a qual foi mantido sob enormes quantidades de morfina por períodos prolongados. Ele era um homem de índole extremamente maligna e egoísta e morreu impenitente. Ela, no entanto, durante o curso de sua última doença, quando, estando acamado, ele não poderia fazer mais mal algum, decidiu idolatrá-lo, e, assim que ele morreu em segurança, canonizou-o como o santo da família. Interessava-se pelo ocultismo e pelo hábito de praticar a meditação e invocar os Mestres. Apesar de todos os conselhos em contrário, ela começou a tentar entrar em contato psíquico com o marido, invocando-o como seu guia. Como muitos outros homens de disposição sensual, ele se agarrara desesperadamente à vida, permanecendo *in articulo mortis* por dias. Felizmente para todos os envolvidos, foi possível convencê-la a mandar cremar os seus restos mortais, mas, apesar de toda a persuasão, ela trouxe todos os pertences dele da casa de repouso onde ele morrera e os guardou em seu quarto, e fez um pequeno altar em torno da fotografia do marido, e a usou como foco de suas meditações.

A doença havia sido longa e difícil, e ela vivia perto de um telefone, em um estado de ansiedade constante por semanas, mas não tinha nenhuma debilidade física, então não havia nada físico para explicar a grave doença que se seguiu após o término da tensão. Logo se tornou perceptível que ela, que antes tinha um temperamento muito amável e gentil, estava mudando gradualmente, de modo que não apenas em temperamento, mas também em expressão facial, ela parecia aos poucos com o seu falecido marido. Em seguida, uma coisa curiosa aconteceu. Seu marido havia morrido de uma lesão espinhal inflamatória que não causava nenhuma dor no local do problema, mas uma dor intensa nos nervos que saíam da coluna naquele ponto, de modo que a dor se referia a uma distribuição particular nas mãos e nos braços, mais de um lado do que do outro. Essa senhora desenvolveu uma neurite severa que correspondia exatamente em sua distribuição aos sintomas do falecido marido.

Outro caso ilustrativo é o da Srta. E., cujo noivo foi morto durante a guerra. Ela diz, em uma carta escrita para a pessoa que ela consultou a respeito de seu problema:

"Consegui superar a perda e a separação naquele momento, mas seis meses depois sofri um colapso nervoso, e desde então tenho problemas com nervos fracos. Nos últimos dois meses, tenho tido experiências muito extraordinárias que estão me causando muita perplexidade e me tornando inapta para o trabalho. Trata-se de uma experiência noturna, e nunca ocorreu durante o dia. Depois de me recompor para dormir, descubro que gradualmente o meu corpo está perdendo todas as sensações; parece que eu estava sendo congelada lentamente (não sei como descrever de outra forma). Nesse estágio, às vezes posso me levantar e dominar a sensação, mas nem sempre consigo fazer isso. Os meus esforços para me levantar são em vão, e, embora totalmente consciente, sinto-me incapaz de me mover ou de falar. Normalmente, depois disso, afundo em algum tipo de sono. Tenho todos os tipos de experiências. Às vezes visito lugares estranhos e converso com pessoas que não conheço. Às vezes, as minhas experiências são lindas além de qualquer descrição; às vezes corro perigo de afogamento ou queda, mas nesses casos parece-me que sempre me levanto no ar e viajo por quilômetros. Às vezes sinto que estou apenas flutuando no ar. Quanto tempo dura o sonho, não sei dizer. Ao acordar, porém, durante algum tempo, sinto grande dificuldade de me mover; mas gradualmente recupero a força para me movimentar e, depois de muitas sensações de picadas e formigamento nos membros, levanto-me, geralmente me sentindo muito cansada e sem energia, embora, às vezes, eu não me lembre de minhas estranhas experiências. Contudo, isso está minando minha saúde e minha felicidade, e não pode ser algo bom."

Na conversa, ela ampliou as declarações e dados de sua carta e disse que, durante as experiências descritas, alguém, ela pensou que era o seu noivo, estava tentando impedi-la de voltar ao seu corpo após essas expedições noturnas.

O caso foi totalmente esclarecido em uma semana por meio de tratamento telepático. As notas sobre a maneira como o trabalho foi feito são de considerável interesse.

"O tratamento foi dado à entidade que estava causando o problema, e não apenas à paciente, e foi a libertação do obsessor de seu plano de trabalho e o auxílio para encaminhá-lo em direção aos planos mais elevados que deu liberdade à sua vítima."

No outro tipo de assombração, aquele em que é o local que é o foco da manifestação, não uma pessoa em especial, devemos distinguir entre a entidade apegada à matéria que permanece ligada a um local específico e a atmosfera de pensamentos que são deixados para trás depois que emoções violentas foram experimentadas lá.

Consideremos, primeiro, a questão da atmosfera de pensamentos, da qual posso dar um exemplo muito esclarecedor. Uma amiga minha, que era aluna de uma escola de arte dramática, consultou-me a respeito de um ataque que ela teve, de medo do palco, o que a deixou bastante nervosa quanto à sua possível recorrência. Ela era uma aluna experiente, na verdade uma aluna monitora, e estava recebendo algumas aulas extras do diretor da escola. Certa tarde, indo para a aula, descobriu que a professora acabara de submeter os alunos novatos ao exame de elocução de final de semestre. Ela subiu ao palco e ficou ao lado da mesinha que havia sido colocada ali para o examinador, e começou a recitar a peça sobre a qual teria aula. Ela própria não tinha motivo para nervosismo; como já observado, era uma oradora e professora experiente; além disso, nada de importante dependia dessa lição, era apenas uma de uma série. Ela também não costumava ficar nervosa ou constrangida. Mas assim que tentou começar, experimentou uma "secura" completa na garganta e ficou paralisada, incapaz de pronunciar uma palavra. Um pequeno estímulo logo a fez começar, no entanto, mas ela experimentou um desagradável ataque de medo do palco, e isso abalou os seus nervos e sua confiança.

Do ponto de vista psíquico, a explicação não era difícil de encontrar. Ela estava parada na atmosfera mental criada por uma série de garotas que haviam subido àquele palco para um exame do qual muito dependia o futuro delas, e que estavam igualmente nervosas. Ela mesma, sendo sensível, foi afetada por essa atmosfera, que induziu nela um estado mental semelhante por meio do qual se chama "indução simpática", fenômeno bem conhecido na eletricidade e na acústica, mas igualmente válido na psicologia.

Sem dúvida, as infelizes examinadas estavam infectando umas às outras. Pode ser que o "pânico do microfone", tão conhecido dos locutores de rádio, seja causado pela atmosfera de pensamento gerada por uma sucessão de pessoas nervosas que estiveram no mesmo lugar.

Uma experiência vivida por mim pode ser interessante a esse respeito. Aluguei um quarto em um albergue, uma hospedaria e, assim que cheguei lá, fui acometida pela mais intensa depressão. Normalmente não sou sujeita a estados depressivos, sendo normalmente uma alma alegre, tranquila, mas, assim que entrei nesse quarto, que era ensolarado e agradável, a nuvem desceu sobre mim, mas levantava-se novamente assim que eu saía do quarto para ir à sala de jantar do albergue, ou mal eu cruzasse a porta. Logo reconheci que havia algo que precisava ser resolvido e perguntei sobre a história daquele quarto. Disseram-me que antes era o quarto do último dono da casa, que era viciado em bebida e havia falido. É um fato curioso que os bêbados e os viciados em drogas criam atmosferas psíquicas muito perniciosas, enquanto uma pessoa que é um criminoso comum, por pior que seja, não é tão nociva, e sua atmosfera desaparece rapidamente.

Nesses dois casos, não se tratava de uma entidade, desencarnada ou encarnada, interessada no assunto; havia apenas uma atmosfera mental desagradável gerada por alguma emoção poderosa e dolorosa que havia sido experimentada por um período considerável naquele mesmo local.

Tal concentração, se muito forte, durará quase indefinidamente. As estruturas que testemunharam a concentração podem ter sido derrubadas, e novas, construídas, mas as forças permanecem, como uma exposição prévia em chapa fotográfica, e as pessoas sensíveis são por elas afetadas. O não sensitivo pode escapar comparativamente ileso.

Não é fácil determinar se a perturbação é devida apenas à atmosfera ou se uma entidade apegada à matéria complica a situação. Onde uma entidade está presente, ela geralmente será vista ou percebida mais cedo ou mais tarde. Além disso, geralmente será ouvida e sentida. Este último sinal, no entanto, não indica invariavelmente a presença de uma entidade organizada, pois conheço um caso em que uma sala que havia sido usada como loja de iniciação ritual foi posteriormente dividida em um escritório e dois quartos, depois que a loja foi transferida para outro lugar, e os quartos eram praticamente inabitáveis devido ao barulho de rachaduras, estalidos, estrondos e pancadas que aconteciam à noite. Nesse caso, não havia razão nenhuma para suspeitar da presença de qualquer entidade, pois os rituais não eram de tipo evocativo, nem a influência era maligna.

Era apenas força em estado de tensão. Era apenas o ruído físico que causava a perturbação, como posso testemunhar, pois dormi, ou melhor, tentei dormir, no local.

Quando um fantasma é visto, geralmente também é ouvido, porque, para uma forma ser suficientemente substancial para ser visível, deve haver pelo menos um mínimo de ectoplasma em sua composição, e o ectoplasma é capaz de exercer força no plano físico, em algum grau, pelo menos. Quando um fantasma é visto e ouvido, podemos ter certeza de que há uma assombração real. Quando ele é visto, mas não ouvido, pode ser que uma pessoa com tendências sensitivas esteja percebendo as imagens no éter refletor, a chapa fotográfica da natureza, e pode não haver nenhuma entidade real presente. Quando a perturbação é ouvida, mas não vista, pode ser devido a forças astrais postas em movimento por magia ritual, e que continuam por um tempo depois que o impulso original é retirado. Essas forças podem ser perfeitamente inofensivas, exceto pelo fato de perturbarem o sono da mesma forma que faria uma janela batendo à noite. Por outro lado, se rituais evocativos poderosos foram executados e a limpeza da esfera não foi feita adequadamente, podem ocorrer distúrbios profundos e toda a situação ser extremamente desagradável.

Os exemplos novamente nos ajudarão a esclarecer o problema. Como exemplo de assombração não ritual, posso citar o caso de uma amiga minha que foi morar em um quarteirão de mansões modernas. Desde o início ela não foi feliz lá em sua casa, e, com o passar do tempo, a opressão e a angústia aumentaram. Entrando em sua sala de estar um dia, ao entardecer, ela viu na meia-luz um homem de pé, parado, de costas para a sala, olhando atentamente pela janela. Ela acendeu a luz e descobriu que não havia ninguém ali. Em várias ocasiões, sua criada viu alguém passar pelo corredor que levava a esse cômodo. Além disso, a porta do corredor costumava abrir-se sozinha quando bem entendesse.

A depressão de minha amiga se aprofundou até que, um dia, ao ficar de pé na janela da sala de estar, ela teve um súbito impulso de se jogar para fora. Então percebeu que as coisas eram sérias e que comprimidos para o fígado e um fim de semana à beira-mar não iriam resolvê-las. Sendo ocultista, ela entendeu o significado dos acontecimentos ocorridos em sua casa e fez perguntas sobre a história do quarteirão em que esse bloco de mansões modernas havia sido construído. Ela soube que era o local de um antigo hospício de reputação sinistra. A forma que ela e sua criada tinham visto era provavelmente a de algum infeliz paciente com tendências suicidas que conseguira realizar seus impulsos em um local correspondente ao da situação em sua sala. As terríveis forças emocionais geradas por seus pensamentos e pelo último ato desesperado foram fotografadas na atmosfera, por assim dizer, e sugeriram à mente dela pensamentos de autodestruição, assim como a índole má ou a depressão de um companheiro induzem um humor semelhante em nós mesmos sem que se diga uma única palavra.

Outro exemplo dentro da esfera da minha experiência, embora não seja realmente meu caso, é de muito interesse porque combina um exemplo de uma autêntica assombração *poltergeist* com vampirismo.

Certa vez, fui consultada por um terapeuta a quem um caso muito curioso havia sido apresentado. Algumas pessoas caridosas levantaram fundos para organizar um lar para bebês abandonados, e uma casa adequada foi comprada nos arredores de um vilarejo não muito distante de Londres. A casa tinha sido uma pechincha notável, e eles ficaram muito satisfeitos com ela.

Logo, porém, começaram a ser perturbados por alguns fenômenos muito curiosos, e também por doenças inexplicáveis e convulsões entre os bebês. Uma criança, de fato, morreu, e sua morte não foi explicada satisfatoriamente. Então, uma das enfermeiras, uma garota irlandesa, também começou a ser afetada. Os celtas são notoriamente suscetíveis a influências psíquicas e são sempre os primeiros a serem afetados por elas. Observar-se-á que os bebês caíram primeiro sob o ataque, sendo sua resistência baixa em comparação à de um adulto; e então o mais sensível dos adultos foi afetado, o celta irlandês.

Em várias ocasiões, ouviu-se o som de uma carroça e um cavalo chegando pelo caminho, mas, quando a criada ia até a porta para abri-la, não havia nada para ser visto. Logo o fantasma ficou ainda mais enérgico e começou a jogar o carvão de um lado para o outro em um anexo da casa. Ele deslocava várias toneladas de carvão dessa maneira em uma noite, os ocupantes da casa deitados tremiam em suas camas enquanto pedaços de carvão batiam e ribombavam contra as paredes laterais do depósito. Quanto a por que ou para que essa manifestação específica deveria ocorrer, não posso oferecer nenhuma sugestão.

Em várias ocasiões, pessoas diferentes viram um homem estranho atravessando o corredor, e imediatamente depois as crianças adoeciam.

Finalmente, além de todos os outros problemas, incêndios misteriosos começaram a estourar por toda a casa. Uma cesta de roupas de cama em uma sala vazia foi encontrada em chamas. As cortinas eram encontradas fumegantes. Enquanto isso, a infeliz enfermeira irlandesa foi de mal a pior, deitada na cama, fraca demais para se levantar, e apresentando os sinais de uma avassaladora loucura.

Provavelmente será sugerido que alguma pessoa malévola ou demente estava por trás do problema, mas é difícil saber que força humana poderia ou iria carregar com as mãos a carga de um caminhão de carvão, através de um galpão, sozinha, durante a noite.

A superintendente da casa estava interessada em cura mental e sabia o suficiente sobre o lado mental das coisas para perceber que algo anormal estava acontecendo na casa sob sua responsabilidade. Ela consultou um terapeuta, que, por sua vez, me consultou.

Fiz um diagnóstico psíquico do caso e relatei que, em minha opinião, a casa havia sido ocupada, em algum momento, por alguém que tinha conhecimento de ocultismo e que, estando no Caminho da Mão Esquerda, se opunha fortemente a enfrentar o seu quinhão do Purgatório após a morte do corpo físico e se mantinha em um estado intermediário como um espírito preso à matéria, consumindo a vitalidade das crianças infelizes – e acidentalmente consumiu uma em demasia, matando-a.

Trabalhando com essa hipótese, o terapeuta se comprometeu a dar ao caso "tratamento ausente", enfrentar o caso a distância. É desnecessário dizer que os funcionários da casa não souberam de nossas conversas.

O resultado desse tratamento foi que as manifestações cessaram imediatamente. Nenhuma outra criança teve convulsões, e a enfermeira irlandesa se recuperou rapidamente. A superintendente foi então informada da hipótese sobre a qual havíamos trabalhado. Ela ficou muito interessada, fez perguntas na vila sobre a história da casa e descobriu que ela era notoriamente mal-assombrada, razão pela qual a haviam adquirido por tão pouco. Parecia que nenhum inquilino poderia ficar ali por muito tempo e que havia um registro constante dessas doenças exaustivas e misteriosas. Também se tornou público que, cerca de sessenta anos antes, a casa havia sido ocupada por um longo período por um homem que era visto com desconfiança por seus vizinhos como um personagem excêntrico e misterioso, e foi relatado que estava envolvido em algum tipo de pesquisa que exigia o uso de um laboratório no qual ninguém tinha permissão para entrar e no qual ele trabalhava à noite.

É interessante notar que nem o terapeuta, nem eu visitamos a casa ou estivemos a menos de trinta quilômetros dela; isso mostra de que maneira essas forças invisíveis podem ser manipuladas à distância.

Um exemplo final, retirado de *The Confessions of Aleister Crowley* (As confissões de Aleister Crowley, em tradução livre), servirá para mostrar a natureza de uma assombração produzida por magia cerimonial em que as forças invocadas não são adequadamente dispersas.

"Os demônios ligados a Abramelin não esperam para ser invocados, eles vêm sem ser procurados. Uma noite, Jones e eu saímos para jantar. Ao sair do Templo Branco, notei que o trinco da fechadura Yale não havia travado. Por isso, puxei a porta e testei-a. Quando saímos, notamos sombras parcialmente sólidas nas escadas; toda a atmosfera vibrava com as forças que tínhamos utilizado (estávamos tentando condensá-las em imagens sensíveis). Quando voltamos, nada havia sido mexido no apartamento; mas a porta do Templo estava escancarada, a mobília desarrumada, e alguns dos símbolos espalhados pela sala. Restauramos a ordem e então observamos que seres parcialmente materializados marchavam ao redor do cômodo principal em uma procissão quase interminável.

"Quando finalmente deixei o apartamento para ir à Escócia, descobriu-se que os espelhos eram grandes demais para serem removidos, exceto pelo caminho do Templo Negro. Isso, é claro, foi completamente desmontado antes que os trabalhadores chegassem. Mas o clima permaneceu, e dois deles ficaram fora de ação por várias horas. A propósito, era quase uma experiência semanal ouvir falar de visitantes casuais desmaiando, ou tendo tonturas, cãibras ou apoplexia na escada. Demorou muito até que esses quartos fossem alugados. As pessoas sentiam instintivamente a presença de algo estranho e misterioso."

É bem conhecido de todos os médiuns e sensitivos que os locais de templos antigos, onde rituais misteriosos foram trabalhados, são sempre fortemente carregados com força psíquica. Essa força não precisa necessariamente ser má, mas tem um efeito estimulante poderoso sobre os centros psíquicos e desperta as forças subconscientes; e como a maioria das pessoas civilizadas sofre em maior ou menor grau do que Freud chama de "repressão", tal agitação da mente subliminar produz uma sensação de profunda perturbação. Não devemos atribuir inquestionavelmente más influências a um lugar ou a uma pessoa que nos causa desconforto; pode ser apenas que a força psíquica em uma tensão maior do que estamos acostumados esteja perturbando o nosso equilíbrio.

Os locais dos mosteiros que foram desmantelados com a perseguição na época da Reforma também são frequentemente "assombrados", de modo nocivo, por forças psíquicas. A mente grupal de uma comunidade religiosa é algo muito poderoso, e, quando é perturbada pela emoção coletiva de seus membros, as forças assim liberadas não são prontamente dispersadas. Além disso, os monges, iniciados nos Mistérios de Jesus, provavelmente não entregariam de boa vontade os seus lugares sagrados aos saqueadores. Tem sido relatado repetidas vezes que uma maldição recai sobre aqueles que se beneficiam com a espoliação das terras da Igreja. Esse fato é muito conhecido para exigir discussão nestas páginas.

Há outro fato em conexão com a propriedade da Igreja, porém, que pode não ser tão bem conhecido, que é a frequência com que os acontecimentos psíquicos são relatados em relação aos vicariatos. Ao pedir entre amigos e colegas de trabalho os dados relacionados à pesquisa que levou à elaboração deste livro, fiquei surpresa com a frequência com que um vicariato foi mencionado em conexão com os fenômenos de que me falaram.

Os rituais da Igreja são, claro, magia cerimonial, como é admitido até mesmo por autoridades ortodoxas, como Evelyn Underhill. O clérigo comum não está familiarizado com a técnica do ocultismo e, portanto, tem pouco ou nenhum entendimento do que está fazendo. Que influências ele traz para o altar e que forças suas devem, assim, ser uma questão em aberto em cada caso individual. Um homem cuja consciência foi exaltada pelo ritual e que não sabe como selar a sua aura e voltar ao normal está sujeito a invasão psíquica.

Os objetos associados a qualquer forma de operações cerimoniais são, de modo invariável, altamente carregados de magnetismo e intimamente ligados à força a quem serviram. Lembro-me, muitos anos atrás, quando eu tinha pouco conhecimento de ocultismo e nenhuma pretensão sobre o psiquismo, que duas amigas e eu estávamos nos divertindo revirando as caixas de bugigangas e bijuterias uma da outra. Peguei uma bela cruz de ametista de uma delas e imediatamente exclamei:

"Há alguma coisa de extraordinária nesta cruz. Sinto como se ela estivesse viva."

"Essa foi a cruz que me foi dada na minha primeira comunhão", respondeu minha amiga, "e originalmente era a cruz peitoral de um bispo."

Sua irmã ficou muito interessada e imediatamente trouxe sua própria caixa de joias para mim e me perguntou se eu poderia descobrir a sua cruz de primeira comunhão também, pois, como sua irmã, ela era católica romana, e essas cruzes que foram dadas a elas como presentes em ocasião de sua primeira comunhão foram especialmente abençoadas pelo sacerdote. Fiquei muito interessada em observar que, de três ou quatro cruzes ornamentais, eu era capaz de pegar uma que me parecia quente, viva e elétrica ao toque da mão, e passá-la para ela, dizendo "Esta é a sua cruz da primeira comunhão", e, de fato, era.

Lembro-me de uma vez, quando criança, pegar uma gralha moribunda; a criatura ficou imóvel no meu joelho por alguns minutos e, depois, estremeceu e morreu. Eu nunca tinha visto a morte antes, mas não precisava que ninguém me dissesse que eu a tinha visto agora. A "sensação" da criatura, antes e depois daquele estremecimento, era diferente. Só posso comparar a sensação das cruzes magnetizadas e não magnetizadas com a diferença entre o pássaro vivo e o morto.

Mas a cristã não é a única religião que pode magnetizar os seus instrumentos cerimoniais. Existem outras religiões ritualísticas, e algumas delas estão degradadas. Devemos ter muito cuidado antes de colocar em nossos quartos, como objetos de ornamento, algo que possa ter sido associado a cultos cuja natureza não entendemos. Muitos deles, é claro, pertencem ao culto dos artigos de imitação e não são dedicados a uma divindade mais desesperada do que Mamon; mas uma antiguidade genuína é um assunto diferente.

Tive um exemplo disso uma vez no Museu Britânico. Estava visitando a sala no porão que contém uma coleção de moldes de gesso das famosas estátuas da Antiguidade, estando os originais em outra parte do museu. De repente, experimentei uma sensação de força magnética. Virei-me em sua direção e vi um pequeno altar. Lendo a etiqueta, descobri que não era uma réplica, mas o original. É um teste de psiquismo muito interessante experimentar a atmosfera das diferentes salas do Museu Britânico. A paz benigna e taciturna da Sala Budista é algo a ser lembrado. O sabor da longa Sala Etnológica é algo para ser tirado da boca o mais rápido possível. E para mim, pelo menos, a Sala Egípcia é decepcionante; todas as múmias não me parecem nem malignas, nem benignas, mas meramente cínicas. Talvez eu me sentisse diferente, no entanto, se passasse uma noite com elas. O magnetismo, que se dispersa durante o dia, recarrega-se no silêncio e na escuridão da noite. Lembro-me de visitar Stonehenge de ônibus, em meio a uma multidão de viajantes e excursionistas, e pensar que a sua glória havia desaparecido; mas era um caso muito diferente quando o visitei na desolação de um dia sombrio de primavera após sua longa solidão de inverno. Ele havia se recarregado novamente e era tão formidável quanto qualquer um poderia desejar.

Eu hesitaria, portanto, em dizer que, porque as múmias e eu nunca lançamos faíscas quando nos encontramos no Museu Britânico, sua reputação seja infundada. No momento em que a tumba de Tutancâmon estava sendo aberta, eu disse a mim mesma: "Se a maldição da múmia não funcionar neste caso, perderei a minha fé no ocultismo". Todos sabemos como isso funcionou, atingindo até mesmo a terceira e a quarta gerações. Nenhum romancista, derivando suas ideias do Antigo Egito de um artigo de enciclopédia sobre egiptologia e algumas fotografias, ousaria esticar o longo braço da coincidência tão longe.

Os egípcios atribuíam grande importância à preservação do corpo físico. As tumbas de grandes homens, como se sabe, eram protegidas por meio do que se chama popularmente de feitiços, encantamentos, e o poder e o alcance da magia egípcia são coisas que pouquíssimas pessoas compreendem. O estudante moderno de ocultismo que lê Jâmblico, *Sobre os mistérios egípcios*, terá uma grande surpresa.

Na maioria dos casos, entretanto, o comprador de antiguidades egípcias não tem nada a temer; o pior que pode render à investigação psíquica é uma visão de disputas trabalhistas em uma fábrica de produção em massa. Aliás, ouvi falar de uma extraordinária leitura psicométrica que foi obtida de uma múmia; quando posteriormente desenrolada, constatou-se que consistia inteiramente de jornais franceses de data de publicação recente!

Sempre me diverti muito com a indignação dos egiptólogos contra os ladrões de tumbas. Afinal, existe alguma distinção entre os primeiros e os últimos visitantes de uma tumba, exceto que uns trabalham durante o dia e os outros à noite? Na visão das pessoas que construíram a tumba, e não pouparam nada para torná-la inviolável e preservar a paz de seus mortos, os trabalhadores noturnos provavelmente seriam os preferidos, pois eles apenas roubaram e não despiram nem expuseram os corpos nus ao olhar público. Houve um grande clamor recentemente, quando alguns corpos foram removidos do pátio de uma igreja de um vilarejo para dar lugar ao monumento escolhido para decorar o túmulo de um famoso homem público. Mesmo as pessoas cujos sentimentos religiosos não foram ultrajados por esse ato de sacrilégio o consideraram de chocante mau gosto. No entanto, ninguém se propôs a tirar as mortalhas do corpo da esposa ou da mãe de alguém e fotografá-lo totalmente nu. Quando se trata da maldição de uma múmia, temo que minhas simpatias fiquem inteiramente com a múmia.

O iniciado é estritamente aconselhado a nunca blasfemar o nome pelo qual outra pessoa conhece o seu Deus, pois se trata da mesma força que ele próprio adora representada por outro símbolo. "Os caminhos de Deus são tão numerosos quanto as vidas dos filhos do homem", diz o antigo provérbio árabe. Devemos ter simpatia suficiente pelas lutas de outra alma em direção à luz para não profanar as coisas que são santificadas por suas esperanças e esforços, mesmo que por nada mais. O Pai de todos nós pode entender seu significado melhor do que nós e, por Sua aceitação, consagrá-las para sempre.

Há muitos europeus que têm uma grande afeição pelo Buda e têm Sua estátua em seus quartos (embora às vezes a confundam com Shichi Fukujin, o robusto, sorridente e radiante deus da boa sorte). Que a influência daquele grande Ser, a Luz da Ásia, é nobre e benigna, eu seria a última a negar; mas as estátuas do Buda são uma questão diferente e precisam ser manipuladas com cautela se forem genuínas. Algumas das piores magias negras do mundo são uma forma degradada de budismo. Dizer isso não é insultar essa venerável fé, pois é apenas a falta de oportunidade que impede a Missa Negra de ocupar essa duvidosa eminência. Nos mosteiros tibetanos da seita dos Dugpas, existem templos que contêm, cada um, literalmente milhares de estátuas de Buda. Em várias ocasiões, um ou outro desses mosteiros foi invadido, seja por religiosos rivais ou por tropas chinesas, e suas raridades e antiguidades foram espalhadas. Ser o detentor de um desses Budas, magnetizados pelos ritos dos Dugpas, não é uma coisa muito agradável.

Tive uma curiosa experiência com um Buda em certa ocasião. Era uma estatueta arcaica de pedra-sabão, com cerca de vinte centímetros de altura, e sua proprietária a havia desenterrado no sítio de uma cidade birmanesa que havia caído em ruínas e sido engolida pela selva. Essa estatueta foi colocada no chão da sua casa em um ângulo da escada e serviu como calço de porta em algumas ocasiões. Eu ocupava um apartamento no último andar e tinha que passar pelo melancólico pequeno Buda toda vez que entrava ou saía, e para mim parecia uma profanação ver o símbolo sagrado de outra fé tratado dessa maneira. Tentei apontar isso para ela e perguntei como ela se sentiria se visse um crucifixo sendo utilizado assim, mas não tive resultado. Enquanto isso, o pequeno Buda ficava sentado ali pacientemente, suportando o esfregão de carpete sendo empurrado em seu rosto e recebendo libações de água suja.

Um dia, subindo as escadas carregando um buquê de flores, senti um impulso de colocar diante dele uma das tradicionais calêndulas da devoção indiana. Imediatamente percebi que uma conexão havia se formado entre mim e a pequena estátua, e que essa conexão era sinistra. Uma ou duas noites depois, eu estava voltando para casa bem tarde e, ao passar pelo Buda, tive a sensação de que havia algo atrás de mim, e, olhando por cima do ombro, vi uma bola de luz dourada pálida do tamanho de uma bola de futebol se separar do Buda e rolar as escadas atrás de mim. Totalmente alarmada, e não gostando muito dessa manifestação, imediatamente fiz um gesto de banimento, e a bola de luz voltou escada abaixo e foi reabsorvida no Buda, que, desnecessário dizer, não recebeu mais calêndulas de mim – e procurei evitá-lo até que saí do apartamento, pouco tempo depois. A experiência foi singularmente desagradável e uma grande lição para mim, de não me intrometer nos objetos sagrados de outro sistema, a menos que soubesse exatamente o que estava fazendo. Eu soube posteriormente que algumas dessas estátuas são consagradas com sangue de um sacrifício humano.

Não pretendo com isso sugerir que todas as estátuas budistas tenham sido tratadas dessa forma; tais consagrações são, imagino, comparativamente raras; mas acho que ninguém que tenha conhecimento dos fatos negará que elas ocorrem, nem que alguém ocasionalmente possa encontrar um crucifixo que tenha sido usado de cabeça para baixo em uma Missa Negra.

Não é todo caso de distúrbio psíquico, no entanto, que se origina externamente. É uma lei cósmica bem conhecida que tudo que se move em círculos, e quaisquer forças que enviarmos e quaisquer formas-pensamento que expelirmos de nossas auras, a menos que sejam absorvidas pelo objeto ao qual são direcionadas, retornarão a nós no devido tempo. Um dos métodos mais eficazes e também um dos mais amplamente praticados de defesa oculta é recusar-se a reagir a um ataque, não aceitando nem neutralizando as forças projetadas contra nós, obrigando-as, dessa forma, a retornar ao remetente. Nunca devemos ignorar o fato de que um chamado ataque oculto pode ser formas-pensamento malignas voltando ao seu ponto de partida.

Existem certos tipos de loucura em que o lunático acredita ser vítima de um ataque de seres invisíveis, que o ameaçam e abusam dele e oferecem insinuações vis ou perigosas. Ele descreverá os seus algozes ou apontará a posição deles na sala. Um médium, um sensitivo, que investiga tal caso pode muitas vezes ver as supostas entidades exatamente onde o lunático diz que elas estão. Não obstante, o psicólogo pode apresentar-se e provar, além de qualquer dúvida razoável, que as chamadas "alucinações" se devem a instintos reprimidos que dão origem a complexos dissociados de ideias no próprio subconsciente do paciente. Isso significa que o médium se engana ao pensar que percebe uma entidade astral?

Na minha opinião, tanto o médium quanto o psicólogo estão certos, e as suas descobertas são mutuamente explicativas. O que o sensitivo vê é o complexo dissociado expelido da aura como uma forma-pensamento. Um grande alívio pode ser dado aos lunáticos ao quebrar as formas-pensamento que os cercam, mas infelizmente o alívio é de curta duração, pois, a menos que a causa da doença possa ser tratada, um novo lote de formas-pensamento é formado assim que os originais são destruídos.

CAPÍTULO 7
A PATOLOGIA DOS CONTATOS NÃO HUMANOS

Existem outras formas de vida, assim como a nossa, cuja esfera de evolução incide sobre a Terra. No reino do folclore, encontramos constantemente a ideia de relações entre os reinos humano e das fadas; do casamento de um ser humano com uma esposa fada, ou o roubo de uma criança pelas fadas, um *changeling* (uma criança muito feia ou com alguma deficiência deixada por fadas no lugar de outra muito bonita) travesso sendo deixado em seu lugar. Seremos imprudentes se presumirmos que um extenso corpo de crenças populares é totalmente sem fundamento de fato. Examinemos, portanto, essas crenças antigas e toscas e vejamos se podemos encontrar algum fundamento para elas e, em caso afirmativo, verificar qual pode ser a verdadeira natureza dos fatos e se lançam alguma luz sobre os fenômenos psíquicos modernos do tipo que estamos considerando nestas páginas.

Muitos de nós já conhecemos pessoas que poderiam muito bem ser descritas como não humanas, sem alma, no sentido de que as motivações humanas comuns não as atingem, nem os sentimentos humanos comuns as estimulam ou inibem. Não podemos deixar de amá-las, pois elas têm grande encanto, mas também não podemos deixar de temê-las, pois espalham uma infinidade de sofrimento ao seu redor. Embora raramente sejam deliberadamente más, elas são, de modo singular, prejudiciais a todos com quem entram em contato. Por sua vez, são criaturas infelizes e solitárias em nosso meio. Sentem-se estranhos e sem companhia; a mão de todos os homens está contra elas e, em consequência, muitas vezes acontece que a mão delas está contra todos, e elas desenvolvem uma malevolência travessa, embora raramente haja maldade calculada. Gratidão, compaixão, boa-fé, moralidade e honestidade comum são totalmente estranhas à sua natureza, tão além de sua concepção quanto o cálculo diferencial. Elas não são imorais, no entanto, mas simplesmente não morais. Por outro lado, têm as virtudes da absoluta sinceridade e uma grande coragem. Em termos de ética humana, são "indesejáveis", mas têm uma ética própria à qual são leais, e essa é a beleza que é a verdade, e isso é tudo que elas sabem e, no que diz respeito à sua vida, tudo o que precisam saber. Na aparência, são geralmente pequenas e leves, tendo força e resistência físicas incomuns, mas muito sujeitas a exaustão nervosa e distúrbios mentais, ataques de nervos. Nas relações sociais, têm gostos e desgostos violentos; mostram uma afeição fácil e expansiva com aqueles de quem gostam, mas rapidamente os esquecem.

Gratidão e piedade são desconhecidas em sua natureza. Com aqueles de quem não gostam, são mesquinhamente maliciosas e, em todas as relações da vida, são totalmente irresponsáveis. Não se pode descrevê-las melhor do que dizer que se assemelham a nada mais do que uma mistura de um gatinho persa com um macaco domesticado. Elas têm a beleza, a indiferença e o charme do gato, e a destrutividade divertida e travessa do macaco. Muitos seres humanos as odeiam à primeira vista; outros são fascinados por elas, porque trazem consigo uma sensação de beleza sobrenatural e uma estimulação das forças vitais. Pude investigar a história de dois desses seres, e é interessante notar que ambos foram concebidos enquanto as suas mães estavam sob influência de bebida. Existe uma quantidade muito grande de informações disponíveis sobre o aspecto oculto da encarnação das almas, mas não muito do conhecimento sobre os fatos reais da concepção foi impresso. Dei algumas indicações no livro The Esoteric Philosophy of Love and Marriage (no Brasil, A filosofia oculta do amor e do matrimônio). Não posso entrar no assunto profundamente nestas páginas, pois demandaria uma digressão muito longa. Alguns pontos, no entanto, são essenciais para um levantamento abrangente do nosso assunto.

No momento da união sexual, forma-se um vórtice psíquico semelhante a uma tromba d'água, a um redemoinho em forma de funil que se eleva para outras dimensões. À medida que os corpos se envolvem, o vórtice sobe nos planos. Em todos os casos, estão envolvidos os corpos físico, etérico e astral; o vórtice, portanto, sempre chega até o plano astral; uma alma no plano astral pode ser atraída para esse vórtice se estiver madura para a encarnação e, assim, entrar na esfera dos pais. Se o vórtice se estender acima do plano astral, as almas de outro tipo podem entrar nessa esfera, mas tal extensão é rara, e por isso se diz que o homem nasce do desejo, pois poucos nascem de qualquer outra coisa.

Mas esse vórtice pode não apenas se estender verticalmente pelos planos (falando metaforicamente), mas também, sob certas condições, ser desviado, por assim dizer, para fora da linha normal de evolução humana, de modo que a sua extremidade aberta se estende para a esfera de evolução de outro tipo de vida. Sob tais circunstâncias, é teoricamente possível que um ser de evolução paralela seja atraído para a encarnação em um corpo humano. Os ocultistas sustentam que isso ocorre ocasionalmente e explicam certos tipos de anormalidades não patológicas que ocasionalmente ocorrem.

Esses não humanos são adorados ou odiados por seus companheiros humanos. Eles têm um fascínio peculiar por certos tipos de temperamento, os tipos que os psicólogos chamam de instáveis. Nesses tipos, o subconsciente vem muito perto da superfície, das profundezas, e eles são instintivamente atraídos para os reinos elementais.

Não há nada mais desastroso do que o casamento com um não humano, pois eles não têm nada em sua natureza que possa satisfazer os anseios humanos normais de afeto e simpatia. A única característica salvadora em tal união é que os motivos para o divórcio estão sempre prontamente disponíveis, pois a moral do não humano é a mesma presente em uma estrebaria.

O poder dos não humanos de ferir os seus inimigos é comparativamente pequeno, pois eles são forasteiros em uma terra estranha quando encarnados em forma humana e não podem se valer de nenhum dos recursos humanos comuns de maldades. Eles são, de fato, singularmente indefesos e desamparados, e eles próprios sofrem muito nas mãos da sociedade. É diferente, no entanto, em suas relações com os seus amigos. Eles parecem ter uma capacidade infinita de ferir aqueles que os amam. Não de forma deliberada ou maliciosa, mas como uma criança catando moscas por preguiça, sem perceber o que está fazendo. Obedecendo às leis de sua própria natureza, eles são destrutivos para os seres da evolução humana. No entanto, que outras leis eles podem obedecer? Para eles, submeter-se aos nossos padrões é negar os seus instintos mais profundos.

O efeito que exercem sobre aqueles que os amam constitui uma síndrome tão marcante entre as patologias psíquicas que devemos considerá-la em detalhes. A pessoa que estabelece uma relação com um não humano se torna profundamente agitada pelas forças elementais que encontram ingresso em nossa esfera através do canal dessa alma errante e forasteira. Ela se torna, por assim dizer, afastada das coisas humanas normais e vagando pelos confins do reino das fadas, do reino imaginário, e ainda assim não encontra nenhum descanso para os seus pés e sustento para sua alma. A história do belo pescador e da sereia é indicativa dessa condição. Ela o ama, o atrai para ela, e ele se afoga, pois não pode viver no elemento água.

A explicação do curioso poder, tanto de fascínio quanto de destruição, exercido pelos não humanos pode residir no fato de pertencerem a um único elemento, ao passo que no homem os quatro estão combinados. Qualquer contato elementar é estimulante para nós, porque os seres elementais derramam em abundância a vitalidade de sua própria esfera particular, e isso vitaliza o elemento correspondente em nós mesmos. Mas se uma criatura de quatro elementos é atraída para a esfera de um único elemento, ela é envenenada por uma dose excessiva do único elemento em que se encontra e morre à mingua dos outros três. É por essa razão que os mortais no reino das fadas são sempre considerados encantados ou adormecidos.

Eles nunca estão vivendo normalmente em plena posse de suas faculdades.

Um problema igualmente difícil é colocado para o não humano que é atraído para o nosso meio. Uma criatura de elemento único é incumbida de controlar e assimilar três elementos adicionais para os quais não tem nenhum preparo ou experiência, e o resultado é desastroso.

Mas não basta apenas descrever as condições e expor o problema nestas páginas. O nosso objetivo é essencialmente prático. O que pode ser feito quando um não humano tem que ser enfrentado e temos que lidar com ele? Deve-se perceber claramente que qualquer acasalamento entre um humano e um não humano é uma proposta sem esperança. Em primeiro lugar, só pode ser o preâmbulo de um divórcio, porque os não humanos são promíscuos em seus hábitos sexuais; e, em segundo lugar, não há nada na natureza de um não humano que possa satisfazer as aspirações mais elevadas do humano. Não devemos permitir que a forma humana nos engane quanto à existência de uma alma humana. Um não humano é um animal de estimação, não uma criatura semelhante e amiga. Essa, francamente, é a única base possível sobre a qual eles podem ser abordados. Se não esperarmos mais deles do que deveríamos de um pássaro de estimação, se os cuidarmos como deveríamos cuidar de um gatinho, chegaremos o mais perto possível da solução do problema até que o Anjo Negro os restaure misericordiosamente ao seu próprio reino; uma misericórdia raramente demorada, pois os não humanos não envelhecem conosco, não permanecem por muito tempo entre nós.

Os seres humanos também podem entrar em contato com os seres elementais aventurando-se eles mesmos nas esferas da vida elemental. Tais contatos não precisam necessariamente ser prejudiciais a nenhum dos reinos, desde que aqueles que entram neles saibam do que se trata. De fato, tais associações são frequentemente realizadas por ocultistas no curso de seus trabalhos e pesquisas, mas é uma tarefa apenas para iniciados avançados, não para neófitos.

Há casos, no entanto, em que tal associação pode levar a danos. O parceiro humano na associação pode estar mal-equipado ou mal-adaptado para a tarefa. Ele pode ter se aventurado além de suas forças, de suas profundezas, pegando uma fórmula de algum ocultista mais experiente e usando-a sem preparação adequada. Ainda, não é incomum encontrar pessoas que trouxeram de encarnações anteriores uma aptidão natural para entrar em contato com os reinos elementais. Em tais casos, pode ocorrer que um elemental que tenha tido experiências de relações com seres humanos possa deliberadamente entrar em contato com eles. Isso é totalmente indesejável, pois o elemental não tem o conhecimento das condições humanas necessárias para evitar ferir ou causar algum mal ao seu novo amigo. Em todo caso, os elementais têm uma inteligência unidirecional, e não é bom que sejam parceiros principais e dominantes em qualquer aliança com seres humanos. Toda a questão dos contatos elementares, extremamente fascinante, é muito extensa e intrincada demais para ser abordada nestas páginas. Foi necessário referir-se a eles, entretanto, pois certos casos de perturbação psíquica podem ser devidos a operações inexperientes de ambos os lados do Véu.

Esses elementais, ou espíritos da natureza, são bem diferentes dos controles com os quais os círculos espiritualistas entram em contato. O movimento espiritualista é altamente organizado nos Planos Internos, e o controle promíscuo não é permitido. Os controles devem, de fato, "enfrentar" o desenvolvimento exatamente da mesma maneira que os médiuns, e invariavelmente há alguma entidade experiente dentro da invocação que pode ajudar o círculo se alguma coisa não estiver indo bem. O ocultismo ocidental foi completamente desorganizado e destruído por séculos de perseguição; suas condições do Plano Interno, consequentemente, apresentam muitos emaranhados e lacunas até hoje. Não é tão bem organizado quanto a esfera espiritualista. As grandes Ordens têm seus contatos definidos e trabalham estritamente dentro deles, mantendo mão firme sobre os neófitos; fora das Ordens, há muito caos e banditismo, e é imprudente aventurar-se para muito longe, exceto na companhia de um ocultista experiente que entenda a técnica dos métodos empregados.

Há muitas pessoas para quem o Reino de Deva, como às vezes é chamada a esfera que os elementais dividem com os Espíritos da Natureza, exerce grande fascínio, e essas pessoas tentam entrar em contato com ele por meio de meditação e ritual. Na minha opinião, é decididamente arriscado para uma pessoa que não é iniciada tentar esse trabalho. Isso é extremamente capaz de levar ao desequilíbrio mental, se não à obsessão real. Não que os contatos da natureza sejam maus, mas eles são profundamente perturbadores para a consciência humana porque mexem com aquelas profundezas atávicas que o psicanalista pretende desnudar por meio de sua técnica. Qualquer um que esteja familiarizado com a literatura ou prática da psicanálise sabe que a ab-reação é um fator importante nesse sistema; é uma crise e pode, pelo menos por um momento, perturbar completamente o paciente e exacerbar todos os seus sintomas. Quando tocamos os contatos elementais, obtemos a mesma reação que causa a psicanálise quando o censor está sendo descoberto.

As pessoas nas quais a mente subconsciente está próxima da superfície, como o artista, o excêntrico, o instável e, aliás, o gênio em qualquer área da vida, amam os contatos elementais porque estimulam as forças elementais em sua vida, em sua própria natureza, as quais são para eles as fontes de seu poder e de sua inspiração. Mas o cidadão comum, cujo conteúdo mental é organizado em grande parte com base na repressão e no compromisso, a fim de que ele possa ser um cidadão e ocupar o seu lugar na sociedade organizada, é perturbado pelos contatos elementares de acordo com a proporção de recalque, de compromisso em sua constituição. O compromisso é o destino normal da humanidade; a repressão é a patologia do compromisso. A pessoa que conseguiu efetuar um compromisso de trabalho entre os diferentes elementos de sua natureza pode se dar ao luxo de passar férias com os Devas sem causar dano a ninguém; mas a pessoa reprimida descobrirá que os Devas lhe fazem muito mal, porque estão tendo sobre ela o mesmo efeito que uma psicanálise drástica poderia ter. Às vezes ouvimos falar da tragédia que resulta de tomar a última dose em um frasco de tônico do qual o arsênico é um dos ingredientes. Isso se deve ao fato de que o frasco não foi completamente agitado cada vez que uma dose foi tomada, de modo que o sedimento de arsênico se acumulou na última dose e atingiu uma concentração venenosa. Assim é com os contatos elementais; eles são um tônico potente, mas podem atingir uma concentração venenosa em circunstâncias inadequadas.

Nunca me deparei ou ouvi falar de um caso de patologia devido ao fascínio pelo Elemento Terra; não é um elemento que costuma atrair o experimentador amador, embora o iniciado aprecie o seu valor e importância. Encontrei casos, no entanto, de pessoas sensíveis que moram em um país montanhoso, especialmente em ravinas estreitas onde há escassez de luz solar, que ficaram obcecadas por medo das montanhas. Elas não temem tanto que as montanhas caiam sobre elas, mas que se fechem sobre elas, como a caverna se fechou sobre as crianças que seguiram o Flautista de Hamelin. O psiquiatra, é claro, reconhecerá esse sintoma como pertencente à conhecida psiconeurose da claustrofobia. Isso, entretanto, não invalida a minha afirmação; em minha opinião, podemos descobrir que, com um conhecimento mais íntimo dos reinos elementais, encontraremos a pista tanto para a claustrofobia quanto para a agorafobia.

Os alpinistas também conhecem esse terror peculiar com que as grandes colinas podem obsidiar a humanidade. Não é vertigem nem náusea da montanha, mas uma curiosa opressão dos espíritos pela avassaladora grandeza da natureza. A mesma força, quando não está em concentração venenosa, inspira o amor apaixonado pelas colinas ou pelo mar que Kipling celebrou tão gloriosamente em um de seus poemas.

As patologias do Elemento Água podem ser um fascínio tão grande que um homem sairá para o mar até se afogar. Swinburne tinha essa peculiaridade e a imortalizou em vários poemas: "Vai-te quando o coração em nós pede e implora, sedento por espuma". Em uma ocasião, ele foi apanhado em mar aberto por um pescador bretão, nadando incansavelmente, a muitos quilômetros da terra, levado pelo mar pelas correntes, mas alheio ao perigo. Sendo resgatado, sentou-se no convés com sua cabeleira ruiva secando ao vento, entoando poemas marinhos para os seus salvadores, em um espetáculo realmente digno de ser visto.

Outro caso curioso de patologia aquática, conheci pessoalmente. Uma mulher muito sensata, professora de escola, era obcecada por um horror a ondas fortes. Ela sempre declarou que, se fosse à beira-mar para assistir a uma tempestade, as ondas a atingiriam e lhe fariam uma "mortalha". Ela morava em um lugar à beira-mar, mas era tão grande a sua aversão às ondas que não se importava em andar no calçadão quando a maré estava alta. Ela foi curada de seu medo de uma forma curiosa. Recebeu iniciação na comaçonaria, que admite tanto homens quanto mulheres, e descobriu, para sua surpresa, que, daquele dia em diante, estava livre de seu medo do mar. Não sou uma comaçom e falo sujeita a correção, mas acredito estar certa ao dizer que a comaçonaria difere de outras formas de maçonaria porque as invocações elementais foram introduzidas nela.

O Elemento Ar, como todos os ocultistas sabem, é um elemento muito complicado de se lidar. Os iniciados abandonam com mais frequência o Caminho no Grau do Ar do que qualquer outro, e é raro ver um Ritual do Ar sendo executado sem que alguém perca os sentidos e caia. É um elemento contendor; quando está sendo trabalhado, os operadores tendem a brigar e discutir. Também está intimamente associado ao sexo, como revela o seu simbolismo. Se um ocultista está fazendo um círculo mágico e, por qualquer motivo, deseja selá-lo com os Querubins dos Elementos em vez dos Arcanjos, como é mais comumente feito, e se sente incapaz de desenhar uma águia apresentável, a forma simbólica do Querubim do Ar, ele usará o signo zodiacal para Escorpião. A conexão evolutiva entre a serpente e o pássaro é bem conhecida dos biólogos; mas muito antes de Darwin, os iniciados usavam a Serpente e a Águia para representar os aspectos não sublimados e sublimados da força vital. O Escorpião se conecta com a Serpente por meio do Dragão.

Eu mesma tive uma experiência muito curiosa em conexão com o Elemento Ar. Não estou revelando nenhum segredo se digo que certos graus de iniciação se referem aos elementos, pois o fato é conhecido e óbvio demais para ser mais misterioso do que as pernas da Rainha da Espanha.

Para começar, tenho uma cabeça excepcionalmente ruim para alturas e as suporto muito mal, e, como o Abismo das Alturas pertence ao Elemento Ar, obviamente não tenho nenhuma afinidade natural com ele. A cerimônia foi excepcionalmente ruim, mesmo para um Ritual do Ar. Dois dos principais oficiantes, marido e mulher, ajudaram a manter a sua reputação como um elemento controverso por ter uma disputa familiar no meio do processo, e quedas e desastres habituais ocorreram em uma escala generosa.

Durante a quinzena seguinte, vivi no meio de um cataclismo de louças de barro. Quebrei dois jogos de chá inteiros e todos os ornamentos da lareira. Os enfeites simplesmente caíram da lareira, um por um, por conta própria. Na verdade, vi dois deles caírem desse modo. Eu não sabia na época que o Elemento Ar tinha essa reputação tão sinistra. No entanto, percebi que algo estranho estava acontecendo, e perguntei à minha mestra sobre isso. Ela se divertiu muito, mas eu não, porque era a minha louça que fornecia a matéria-prima para os fenômenos. Ela me aconselhou a entrar em contato com os Silfo, pois a iniciação evidentemente não fora totalmente bem-sucedida. Tentei fazer isso, mas estava em Londres na época e não tive sucesso, pois os contatos elementais, com exceção do Fogo, não podem ser trabalhados com sucesso em uma cidade. As quebras continuaram, e fui reduzida a uma caneca de estanho e um copo de marfim, pois vi que era inútil comprar mais porcelana até que as coisas se acalmassem.

Então, saí para as férias de verão e me encontrei no cume de uma colina alta e isolada em um dia de sol forte e muito vento. Eu estava muito consciente da proximidade dos reinos elementais. O ar parecia cheio de brilhos prateados, o que é sempre um sinal de que o véu está fino. Não havia ninguém presente, exceto alguns amigos solidários. Encarei o vento e levantei os braços em uma Invocação. De repente, vimos abaixo de nós uma figura irrompendo por sebes, saltando valas e correndo loucamente em nossa direção. Logo o reconhecemos como outro de nossos amigos, e, quando ele se juntou a nós, disse-nos que havia sentido a súbita onda de poder enquanto estava no vale e, em um impulso avassalador, partira para o topo da colina. Então, todos nós, sem nenhuma sugestão de liderança, começamos a Dança dos Elementos, girando como dervixes dançantes no topo daquela colina. Felizmente não havia ninguém por perto, mas não sei se teria feito muita diferença se lá estivessem, pois fomos apanhados fora de nós mesmos e o ar parecia cheio de chamas douradas impetuosas, niveladas pelo vento. Durante dias, parecíamos carregados de energia elemental fornecida por aquela dança extraordinária.

Pode ser interessante notar que dançamos com um movimento circular, cada um girando no próprio eixo ao mesmo tempo, e que dançávamos e girávamos acompanhando o movimento do sol. Tudo isso ocorreu espontaneamente, a maré dos elementos nos levando para longe. Eu nunca tinha tido uma experiência tão gloriosa. Era de fato a embriaguez divina dos Mistérios.

Depois disso, não houve mais quebra de louças.

Já assinalei que, excepcionalmente, não suporto alturas. Descobri que isso pode ser consideravelmente suavizado, pelo menos temporariamente, pela Invocação do Ar. Sou de opinião de que o curioso impulso que leva as pessoas a se suicidarem sem razão alguma, atirando-se de alturas, pode ser devido ao mesmo impulso que leva as pessoas obcecadas pelo Elemento Água a nadar no mar, como já citei sobre Swinburne.

Esses suicídios aparentemente sem causa por Água e Ar são, na minha opinião, uma forma de união com o deus que é uma das ideias subjacentes ao sacrifício humano. Existem dois tipos de sacrifício humano, o voluntário e o involuntário. O sacrifício relutante, involuntário, no qual o prisioneiro luta ou é drogado na passividade, é usado não para apaziguar o deus, como geralmente se pensa, mas para que as suas forças vitais possam servir como base de manifestação. O sacrifício voluntário, no qual a vítima é um sacerdote ou um devoto do deus, tem por motivo a ideia da união divina, não totalmente desconhecida dos místicos cristãos, que buscam a sua realização por meio de uma morte em vida, enquanto os adeptos de Juggernaut escapam com uma breve estocada.

A crença europeia de que a cada homem corresponde uma vida nos incutiu a ideia da morte como o mal supremo. Portanto, o europeu muitas vezes não vai para a morte quando se une aos elementos, mas seu eu superior se retira da encarnação, deixando o seu corpo animado por um curioso tipo de autômato inteligente, que se deteriora rapidamente. Qualquer que seja o estado da alma que se retira, o que é deixado para trás não é bom nem agradável. Sinto, portanto, que isso deve atrasar e distorcer seriamente a evolução da Mônada humana, se ela se desviar para a esfera da evolução dos Devas. Pode ser que algumas das criaturas que à primeira vista poderíamos classificar como não humanas sejam realmente humanos que tiveram uma fase de Deva em seu registro cármico. Há um campo de pesquisa muito interessante aguardando a pessoa que investiga sistematicamente as vidas passadas dos fracos de espírito e dos mentalmente perturbados.

As patologias do elemento Fogo também são raras, embora possa ser que os incendiários e os piromaníacos sem rumo pertençam a essa classe. Nunca tive pessoalmente qualquer oportunidade de investigar esse tipo de caso. Algernon Blackwood escreve sobre um deles em sua história muito interessante "The Regeneration of Lord Ernie", publicada em seu volume de contos intitulado *Incredible Adventures* (Aventuras incríveis, em tradução livre).

De fato, esse autor gosta muito de se inspirar no reino de Deva e tem alguns estudos muito interessantes sobre o assunto espalhados por seus livros.

Qualquer unidade geográfica orgânica desenvolve algo como uma alma universal, e quando a diferenciação é marcante, a alma universal pode se tornar uma entidade bem definida. Se houver entre os habitantes do bairro alguém que seja sensível ao Invisível, eles podem formar uma afinidade ou uma repulsa por essa alma universal. Uma grande floresta tem uma personalidade muito marcante, e poucos são os homens brancos que resistem à sua influência, tornando-se notoriamente alterados e desumanizados se expostos a ela por longos períodos sem a companhia de outras pessoas de sua raça. Os nativos, por outro lado, parecem entrar e fazer parte dela.

É fato bem conhecido que com frequência as árvores são objetos de adoração em todas as partes do mundo. Elas têm personalidades muito marcantes e fortes campos magnéticos.

Na primavera, quando a seiva está subindo, mesmo os não sensitivos podem ver a aura de uma árvore. Ela pode ser mais bem observada a uma distância de algumas centenas de metros e, olhando para o céu além do topo da árvore, além da sua copa. A aura será então percebida como uma nuvem esbranquiçada, como um pedaço de céu de cor mais clara, envolvendo o topo da árvore e geralmente balançando suavemente de um lado para o outro.

Existe um curioso antagonismo entre os olmos e a humanidade, e sobre as orquídeas todas as pessoas sensíveis concordam que há algo sinistro. A vegetação tropical, como um todo, é poderosa demais para a humanidade. Sob a tremenda estimulação do fogo solar, as forças elementais se concentram em uma força venenosa. Não conheço pessoalmente a costa oeste da África, mas, pelo que pude deduzir, sou da opinião de que as forças elementais e a atmosfera criada pelos ritos Juju são entre eles mais responsáveis do que o clima, por conferir àquela parte do mundo a sua reputação sinistra como o Túmulo do Homem Branco. Existem outros lugares onde o clima é igualmente quente e úmido, Burma, por exemplo, mas não há outro lugar que produza o mesmo afrouxamento da fibra moral. O único lugar que lhe é comparável é o Mar do Caribe, que produz não tanto uma desmoralização, mas sim uma ferocidade e uma violência totalmente alheias às características raciais das pessoas que lá vivem.

CAPÍTULO 8
OS RISCOS INERENTES À MAGIA CERIMONIAL

Para que o problema da autodefesa psíquica seja tratado adequadamente, devemos ter uma compreensão de um assunto sobre o qual muito pouco foi escrito – a natureza das forças do mal inteligente e organizado.

Todas as grandes religiões do mundo antigo tinham os seus deuses malignos, assim como suas divindades benéficas, e não chamavam esses deuses malignos de demônios. No hinduísmo, temos Shiva e Kali; no sistema egípcio, temos Set e Bes e Tifão; no panteão grego, existem Plutão e Hécate.

Todas as outras fés também têm os seus coros angélicos, seus arcontes ou construtores e toda a hierarquia do céu.

Somente o cristianismo protestante esqueceu sua angiologia. O Criador tem que ser tanto arquiteto do Universo quanto pedreiro, criando o homem do pó da terra sem ajuda alguma.

Se nos referirmos ao *Paraíso Perdido*, no entanto, descobriremos que Milton estava familiarizado com as hierarquias divinas e infernais, e que essas eram graduadas e mapeadas de acordo com um sistema definido. Qualquer um que esteja familiarizado com a Cabala reconhecerá que em Milton ele encontra um colega cabalista.

Na Cabala, encontramos o esoterismo do Antigo Testamento. Proponho usar a terminologia cabalística para explicar a teoria esotérica do mal porque, em primeiro lugar, é aquela com a qual estou mais familiarizada; em segundo lugar, porque forma a base do pensamento oculto ocidental e toda a magia medieval é baseada nela, juntamente com muita magia moderna; em terceiro lugar, porque ela é, a meu ver, singularmente lúcida, coerente e abrangente; e sendo um sistema consagrado pela antiguidade, não posso ser acusada de romancear ou fabricar o meu próprio sistema.

Para tornar os meus conceitos claros, uma breve explicação da doutrina cabalística deve ser dada. Como não é possível entrar em uma exposição desse vasto sistema, irei enunciar certos axiomas dogmaticamente e explicá-los por ilustração em vez de argumentos, obtendo assim a máxima clareza para o mínimo de espaço.

O iniciado reconhece dois tipos de mal, o Mal Negativo e o Mal Positivo. O Mal Negativo é o oposto polarizador do bem.

Vamos tentar esclarecer isso com uma ilustração. Toda ação gera uma reação. O avanço da bala é equacionado pelo recuo da arma. Tudo o que se move deve ter o equivalente a um bloco de impulso contra o qual empurrar – algo firme sob os seus pés do qual decolar. É difícil andar em uma superfície escorregadia, porque ela não oferece nenhuma resistência. Devemos ter algo para os pés agarrarem, empurrando e nos dando o impulso para a frente a cada passo.

O Mal Negativo é o bloco de impulso, o contra-apoio do Bem; o princípio da resistência, da inércia, que permite ao Bem "conseguir o seu ponto de apoio".

No entanto, o Mal Negativo é mais do que isso. Poderíamos chamar o princípio da resistência de "aspecto negativo" do Mal Negativo. Pois ele tem também um aspecto "positivo", o Princípio da Destruição.

Podemos explicar melhor a função cósmica do Princípio da Destruição chamando-o por seu nome esotérico: Carniceiro dos Deuses. Sua função é esclarecer o avanço do fluxo da evolução, removendo o que se tornou estéril para que não sufoque e obstrua a vida em evolução.

Agora encontramos a resposta para o eterno enigma de por que Deus tolera o Diabo. O Diabo é o bloco de impulso cósmico e o Carniceiro dos Deuses. É esse aspecto do mal que recebe um simbolismo mais detalhado nos panteões de outras religiões, tendo os seus aspectos Shiva e Kali, ou Plutão e Hécate. Agora podemos ver por que essas forças resistivas e destrutivas são classificadas como deuses e não como demônios, pois elas são reações de acordo com a lei cósmica, não forças anárquicas e caóticas.

Chegamos agora à consideração do Mal Positivo. Isso novamente tem um aspecto "negativo" e "positivo". O seu aspecto "negativo" é puro caos, substância informe e força descoordenada. Foi apropriadamente chamado de Absorção Cósmica. Cair na esfera do Mal Positivo "negativo" é como ser pego em uma areia movediça psíquica.

Agora estamos prontos para considerar a esfera do Mal Positivo "positivo", os próprios demônios, ou Qlippoth, como são chamados na Cabala. A fim de compreender o seu significado, devemos fazer uma incursão adicional à filosofia cabalística.

O Criador é concebido como trazendo o universo à manifestação por meio de uma série de Emanações Divinas, em número de dez. Essas são chamadas de Dez Sephiroth Sagradas e são representadas em um diagrama conforme organizado em um padrão específico. Trata-se da famosa Árvore da Vida, a chave para todo o simbolismo.

As Sephiroth não foram emanadas independentemente, cada uma, da Fonte Divina; mas transbordaram umas das outras. Assim que uma Sephira emanou outra, diz-se que essas duas estão em equilíbrio, compensando-se mutuamente. Mas há um período durante a emanação de uma Sephira em que a força ainda não está em equilíbrio, ela se projeta sem suporte, como um arco incompleto. É a força descompensada emanada nessa época de desequilíbrio, e jamais absorvida posteriormente após o estabelecimento da nova esfera, que constitui o Mal Positivo. Existem, portanto, dez tipos de Mal Positivo, assim como existem dez tipos de Emanações Divinas.

Para essas esferas, vão, de acordo com a sua espécie, todas as ideias malignas do coração do homem que não são neutralizadas pelo arrependimento ou compensadas pelo excesso de bem em outros membros da mesma alma grupal. Há uma profunda doutrina oculta aqui na qual não podemos entrar agora; deve ser suficiente afirmá-la dogmaticamente na explicação da concepção cabalística do Qlippoth. Quando consideramos tudo o que deve ter sido derramado nessas dez pias de iniquidade desde os dias da Magia Atlante, passando pela decadência da Babilônia e de Roma, até a Grande Guerra, podemos adivinhar o que se levanta delas quando os seus selos são quebrados.

Não só emanam influências que tentam e corrompem as almas, cada uma segundo a sua suscetibilidade, mas o tempo serviu também para a formulação de inteligências malignas. Essas provavelmente se originaram por meio do funcionamento da Magia Negra, que tomou a essência do mal essencial e a organizou para os seus próprios propósitos. Os seres assim formulados assumiram uma existência independente, desenvolveram-se e multiplicaram a sua espécie. Eles aparecem como sonhos e alucinações e podem produzir um grau considerável de fenômenos objetivos, como barulho, depósito de lodo ou sangue, bolas de luz e, acima de tudo, maus cheiros, de uma pungência incrível.

As Dez Emanações Divinas são personificadas como Arcanjos, e as Dez Emanações Infernais, como Arquidemônios. São esses os Nomes do Poder na Magia. Cada Sephira, então, tem o seu lado anverso no demônio Qlippoth correspondente. O adepto iniciado sempre deve obter controle sobre a força demoníaca antes de tentar utilizar a força angélica que, pelos meios apropriados, pode ser contatada em cada Sephira. Se ele não o fizer, contata as duas simultaneamente. Além disso, os planetas, os elementos e os signos do zodíaco estão todos intimamente conectados com as Sephiroth, sendo arranjados na Árvore da Vida em um padrão conhecido apenas pelos iniciados.

O adepto iniciado é extremamente cuidadoso com o que faz quando está trabalhando com essas potências, porque sabe que sempre tem o Qlippoth em segundo plano. O ocultista não iniciado prossegue alegremente, fazendo malabarismos com os Nomes de Poder que aprendeu nos inúmeros livros sobre o assunto agora disponíveis para o leitor comum, pensando que, se não invocar os demônios, não os receberá. Ele esquece que todo o planeta tem o seu lado Jekyll e o seu lado Hyde. Consequentemente, a magia cerimonial tem má fama devido à frequência desagradável de resultados indesejáveis, assim como a cirurgia tinha má fama antes dos dias de Lister. É a técnica imperfeita que é o problema, que causa a perturbação.

Certa vez, eu estava fazendo um trabalho experimental com a geomancia, que é um método de adivinhação pertencente ao Elemento Terra. Agora todas as adivinhações, quando realizadas de acordo com as suas fórmulas esotéricas, sempre começam com uma evocação do gênio que preside aquela operação particular. Os gênios da geomancia não são de um tipo muito elevado. Eu estava pouco familiarizada com o método e estava tentando colocar minha figura de alfinetes em um pedaço de papel em vez de usar uma bandeja de areia molhada, como deveria ter feito. As coisas começaram a dar errado, e a sala estava cheia do mais terrível fedor de ralos, cheiro de esgoto. O ritual de banimento apropriado foi realizado imediatamente e o ar clareou; mas não houve muita dúvida sobre a objetividade desse fenômeno enquanto ele durou.

Um caso muito interessante é narrado na *Occult Review* de dezembro de 1929, em uma carta ao editor, assinada por H. Campell.

"Desejando alguma informação que não poderia obter de maneira comum, recorri ao grimório, ao Sistema de Abramelin, e, para esse fim, preparei uma cópia do Talismã necessário, aperfeiçoando-o ao máximo de minha capacidade com o meu pequeno estoque de conhecimento. Realizado o ritual, procedi à limpeza do meu 'local de trabalho'. Um pouco de conhecimento é uma coisa perigosa; o meu ritual foi imperfeito e apenas inutilizei o Talismã sem prejudicar de forma alguma as atividades da entidade invocada. Isso parece nada mais do que um descuido grosseiro da minha parte; e até certo ponto é verdade – mas o ponto que desejo enfatizar é que o meu conhecimento desse sistema particular e, portanto, o meu ritual, eram imperfeitos; e, de qualquer forma, não me foi mostrado nenhum método de combater essa entidade em particular quando uma vez despertada. Agora observe os resultados.

"Infelizmente, não tenho o registro da data em que essas ocorrências começaram, mas o primeiro indício de problemas deve ter ocorrido por volta de 3 de março de 1927. Posso adivinhar a data com bastante precisão porque, como vim a saber, as manifestações foram sempre mais fortes na lua nova e depois de eu ter ido dormir. Nessa ocasião, lembro-me de ter acordado de repente com uma vaga sensação de terror me oprimindo; no entanto, não era um terror de pesadelo comum, mas uma emoção imposta que poderia ser eliminada por um esforço da vontade. Passou quase assim que me levantei, e não pensei mais nisso.

"Novamente, em 2 de abril, ou por volta disso, fui perturbada pelo mesmo sentimento, mas o considerei nada mais do que um pesadelo severo, embora o fato de que meu sono estava alterado na época da lua nova não tivesse me ocorrido; enquanto a lua cheia se aproximava, as noites voltaram a ser pacíficas.

"A lua nova de maio trouxe uma recorrência do problema. Dessa vez, muito mais poderoso e exigindo um esforço de vontade quase intolerável para eliminá-lo. Também foi nessa época que vi pela primeira vez a entidade que rapidamente me obsidiava. Ela não era totalmente desagradável de se olhar. Os seus olhos estavam fechados e ela era barbuda, com longos cabelos esvoaçantes. Parecia uma força cega despertando lentamente para a atividade.

"Agora, há três pontos que devo deixar bem claros antes de prosseguir. Em primeiro lugar, nunca fui atacada duas vezes na mesma noite. Em segundo lugar, quando falo de acontecimentos físicos, de quebra de vidros e de vozes, eles nunca foram, com uma exceção absolutamente inexplicável, reais, mas puras obsessões; e isso leva ao terceiro ponto. Nenhum desses incidentes aconteceu enquanto eu estava dormindo. Eu sempre me encontrava acordada com o terror sobre mim e lutando violentamente para desfazer o encanto. Já tive pesadelos antes, mas nenhum deles poderia manter minha mente em suas garras por minutos a fio como essa coisa fez, ou me fazer mergulhar através de uma janela de três metros de altura em direção ao chão abaixo dela.

"A primeira indicação que tive de que essas visitas estavam absolutamente fora do curso normal dos eventos veio em 30 de maio. Por volta da meia-noite, fui repentinamente acordada por uma alta e ruidosa voz chamando: 'Tenha cuidado', e imediatamente percebi uma serpente vermelha enrolando-se e desenrolando-se debaixo da minha cama e estendendo a cabeça pelo chão. Quando estava prestes a me atacar, pulei pela janela e caí na terra entre as roseiras logo abaixo, felizmente sem causar mais danos do que um braço gravemente machucado.

"Depois disso, houve paz absoluta até 30 de junho, quando veio o verdadeiro clímax. Eu tinha visto a coisa novamente na noite de lua nova e notei mudanças consideráveis em sua aparência. Ela parecia particularmente muito mais ativa, enquanto seu cabelo comprido havia se transformado em cabeças de serpente. Na noite seguinte, fui acordada por um barulho violento e pulei da cama. Eu então vi que o barulho era causado por um grande obelisco vermelho que quebrara a parede oeste do meu quarto e se encostou na parede na extremidade leste, quebrando tanto ambas as paredes quanto a janela em pedaços, mas sem atingir minha cama, que estava em uma alcova à esquerda de seu caminho. Em seu trânsito, quebrou todos os espelhos, e deixou o chão e a minha cama cobertos de cacos de vidro e fragmentos de madeira. Dessa vez a obsessão deve ter durado alguns minutos. Não ousei me mexer com medo de me cortar, e para alcançar os fósforos – onde, eu sabia, estava a salvo – tive que me inclinar sobre a cama e me arriscar novamente com os vidros. No entanto, em meu coração, eu sabia que tudo isso não era real, mas não tinha forças para me mover. Só podia ficar ali, incapaz, olhando para o quarto destruído em um estado de terror sem esperança.

"E agora vem a parte mais extraordinária de toda a história. Quando, finalmente, dominei a obsessão, fui para a cama de novo, morta de cansaço, e sei que o único som que fiz naquela noite foi pular no chão. Meu quarto fica a pelo menos cem metros de distância do dos outros membros da minha família, mas, ainda assim, na manhã seguinte, no café da manhã, perguntaram-me o que tinha sido aquele barulho terrível no meu quarto durante a noite.

"Depois disso, percebi que o jogo havia acabado. Eu não havia aceitado essas ocorrências submissa, mas sabia que era impossível, para mim, tentar controlar a força que eu havia colocado em movimento. Em desespero, recorri a uma boa amiga que, eu sabia, conhecia muito sobre essas coisas. Ela não hesitou e veio imediatamente em meu auxílio, e desde aquele dia até o presente momento o problema desapareceu completamente.

"Esse é o caso; e espero que ele possa alertar aqueles que estão contemplando minha loucura para que tratem com o maior cuidado quaisquer sistemas impressos de magia e não os use, a menos que tenha controle total sobre as entidades invocadas."

Entre o público em geral, que não se interessa ou se dedica ao ocultismo, os resultados de um incidente mágico nunca são vistos, e os únicos curadores que os veem são companheiros iniciados que, por acaso, são médicos, e eles, naturalmente, guardam silêncio. As catástrofes são de vários graus de gravidade, variando de um grande susto a uma fatalidade.

Não posso dizer muito sobre esses assuntos, pois eles estão entre os caminhos mais secretos do conhecimento oculto. O suficiente deve ser sugerido, no entanto, para revelar o que, sob certas circunstâncias, pode ser experimentado. Não acho nem um pouco provável, no entanto, que os demônios qlippóticos possam ser encontrados, exceto pelo uso de magia cerimonial. Eles são tão raros quanto o antraz na Inglaterra, mas é bom conhecer a forma de sua manifestação para que, quando encontrados, possam ser reconhecidos.

A grande maioria dos diletantes em ocultismo é protegida por sua própria inaptidão. São pessoas que falham em obter resultados e, consequentemente, não causam danos; mas, se conseguissem obter resultados, descobririam que estavam com as mãos cheias. O estudante sério, a menos que esteja trabalhando sob orientação especializada, também pode encontrar-se em dificuldades, e por várias razões.

Ele pode não ter experiência suficiente na operação que empreendeu, pois em magia a teoria é uma coisa e a prática é outra. Um estudante de ciência oculta geralmente pega uma fórmula de um livro e tenta usá-la. Ele poderia muito bem estudar as instruções de um livro sobre cirurgia e tentar operar. A maioria das fórmulas está incompleta, sempre há algo que não está escrito. Alguns dos "nomes bárbaros de evocação" que os não iniciados usam como palavras de poder são, na verdade, as letras iniciais de uma frase ou fórmula mântrica. Uma vez me deparei com uma invocação em que a palavra de poder era *Tegatoo*.

Na investigação, descobriu-se que se tratava de uma corruptela de *The Great Architect of the Universe* (O Grande Arquiteto do Universo).

Mesmo um ocultista experiente pode ter dificuldades se tentar um trabalho mágico quando estiver com problemas de saúde, muito cansado ou mesmo tiver ingerido uma quantidade moderada de álcool, pois muito pouco é demais quando as Forças Invisíveis estão sendo manipuladas. Isso também se aplica a cada um de seus assistentes. Uma corrente não é mais forte que o seu elo mais fraco, e, se um dos membros do grupo não consegue lidar com as forças, todos podem vir a sofrer. Uma loja ritual não é lugar para o inepto bem-intencionado.

Há uma quantidade imensa de diletantismo no ocultismo acontecendo hoje. A maior parte é inócua porque é totalmente ineficaz; mas nunca há como saber quando alguém vai atingir um fio de alta-tensão. Tomemos, por exemplo, os anunciantes em vários jornais ocultistas que se oferecem para fazer "encantos que funcionam". Uma das duas coisas é certa. Ou eles não funcionam de forma alguma, caso em que alguém está desperdiçando o seu dinheiro com eles; ou trabalham por meio de algum poder com o qual foram carregados. Qual é a natureza desse poder? E as pessoas que fizeram o encantamento, amuleto ou talismã realmente sabiam do que se tratava? Elas tomaram a precaução de ativar o aspecto mais básico antes de magnetizar com o aspecto superior? Essas são as precauções elementares do ocultista prático devidamente treinado. Será que o criador de talismãs as conhecia?

Mais uma vez, compram-se livros de segunda mão sobre magia. Quem era o proprietário anterior e para que fins esses livros foram usados? Ou alguém compra um novo livro que foi lançado por alguma escola de ocultismo para fins de propaganda. Esses livros geralmente são magnetizados antes de ser enviados, e assim formam um elo magnético entre o comprador e a Ordem que os levou a ser distribuídos.

Ou alguém pode se juntar a um grupo que já foi associado a outro grupo ocultista cujos contatos foram degradados. A menos que sejam tomadas as devidas precauções, essa pessoa trará consigo o contágio psíquico, e seus companheiros poderão ter experiências desagradáveis.

Lembro-me bem de ter sido dito por um ocultista de grande experiência que duas coisas são necessárias para a segurança no ocultismo: os motivos corretos e os associados corretos. Nos acomodamos em uma falsa segurança se acreditarmos que boas intenções oferecem proteção suficiente. O meu conselho para o aspirante a estudante é invocar o Mestre para enviar-lhe um iniciador, e recusar-se a tentar qualquer trabalho prático até que esteja totalmente convencido de que o iniciador foi encontrado.

Não posso aqui entrar nas precauções a serem tomadas contra acontecimentos indesejáveis no trabalho oculto prático, nem nos remédios a serem aplicados se eles ocorrerem; indicarei apenas os sinais pelos quais tal eventualidade pode ser reconhecida. Isso é tudo o que pode ser feito e tudo o que é necessário em um livro desse tipo; o iniciado sabe o que fazer sem precisar de minha orientação; o não iniciado não pode fazer nada e deve procurar ajuda. É suficiente, para ele, saber quando tal assistência é necessária.

Se as coisas derem errado no decorrer de um cerimonial mágico, o poder entra em "curto-circuito" e alguém, pode ser o operador ou a pessoa mais frágil da equipe, é "nocauteado" como se tivesse levado um soco de um pugilista invisível. Quando for pego, ele ficará muito atordoado e abalado e certamente levará alguns dias, possivelmente semanas, antes que se recupere. Ele estará em um estado de completa prostração e considerável confusão mental, que gradualmente desaparecerá. A menos que haja algum defeito orgânico, como instabilidade mental hereditária, coração ruim ou artérias endurecidas, haverá uma recuperação completa, com o tempo; mas naturalmente é uma má perspectiva se uma dessas condições estiver presente, e aqueles que as têm não devem participar de experimentos ocultos. Pessoalmente, não acredito que as forças invisíveis por si sós realmente causarão a perda de uma vida ou a incapacidade permanente na ausência de qualquer lesão física. A pessoa que enlouquece como resultado de um choque psíquico teria enlouquecido se tivesse sofrido um desastre ferroviário ou qualquer outra experiência emocional drástica.

A menos que a atmosfera psíquica indique o contrário, não é necessário fazer banimentos nem tomar precauções contra a obsessão, porque a força se dispersou no próprio ato de infligir o choque.

Durante os meus primeiros dias de ocultismo, desenvolvi os meus poderes muito rapidamente porque recuperei *en bloc*, todas juntas, as memórias de encarnações anteriores e, com elas, as capacidades adquiridas em vidas passadas, e me abalei severamente em várias ocasiões antes de aprender a técnica de lidar com o ocultismo e com as forças invisíveis. Nunca experimentei nenhum efeito negativo permanente de meus contratempos, embora admita que algumas vezes fui resgatada por meus amigos de uma quantidade considerável de escombros.

Durante os primeiros dias de minha carreira ocultista, uma garota foi trazida a mim por uma amiga em comum, que me disse que a mãe dessa garota, uma estudante entusiasta de ocultismo, parecia ter um efeito terrível sobre a sua filha. A mãe era viúva, e mãe e filha viviam juntas em condições materiais muito confortáveis; mas sempre que a menina fazia uma amizade ou mostrava vontade de sair de casa, a mãe fazia extravagâncias extraordinárias, vindo à noite ao quarto da filha e desenhando no ar sinais em torno de sua cama. O efeito de tudo isso sobre a garota foi muito peculiar. Ela se sentia incapaz de se livrar da dominação mental que a mãe havia exercido sobre ela e estava definhando de uma forma muito curiosa. Quando a vi, embora capaz de se locomover, ela não se parecia com nada que eu já tivesse visto, exceto uma vítima da fome.

Fiz uma investigação psíquica e formei a opinião de que a mãe estava trabalhando por meio de uma entidade sobre a qual ela havia obtido domínio. Como isso foi realizado no presente caso, não sei, mas tais coisas são comuns no ocultismo. Resolvi assumir o caso, perseguir e, se possível, acabar com esse elemental artificial. Eu estava longe do grupo com o qual estava acostumada a trabalhar, mas entre pessoas profundamente interessadas em ocultismo de todo tipo, tamanho e gênero, e não tive dificuldade de conseguir uma equipe para me ajudar na empreitada.

Eu não tinha nenhum receio sobre a tarefa que pretendia cumprir. Um elemental de segunda mão, dirigido por uma mulher com apenas um conhecimento básico de magia, não me parecia um oponente extraordinário. Eu já tinha visto bastante ocultismo prático, havia ajudado em operações semelhantes e tinha as fórmulas necessárias. Então dei uma volta pela cidade, pedi a alguns amigos que me ajudassem e a outros que viessem assistir à diversão. Para ser franca, a nossa atitude era a de um grupo de garotinhos desrespeitando regras rígidas.

Nos encontramos na hora e no local combinados. Formamos o nosso círculo e fomos trabalhar. O método que eu pretendia usar tornou necessário que eu deixasse o meu corpo, e o grupo estava realmente lá para cuidar dele enquanto eu estivesse fora, e evitar que sofresse algum dano. Saí para o astral com bastante facilidade, fiz o meu trabalho e voltei muito satisfeita comigo mesma, pois era a primeira vez que operava inteiramente sozinha, sem a supervisão de meu mestre.

Quando comecei a recuperar a consciência física, que é como voltar de uma anestesia, tive a sensação de que uma máquina estava funcionando e senti como se estivesse deitada sobre algo muito volumoso, pesado. Abri os olhos e vi algo marrom elevando-se acima de mim a uma altura enorme. Ao recobrar os sentidos, descobri que estava deitada no chão, perto do rodapé, aos pés de um pobre homem, que estava assim firmemente preso contra a parede, e era ele, tremendo em seu lugar, que eu tinha sentido como a vibração da máquina. Vários outros membros do círculo reapareceram lenta e relutantemente por trás do piano, do sofá e de outras peças pesadas da mobília. Eles tinham visto um ocultismo prático pela primeira vez na vida, mas não pareciam gostar do que viram ali.

Parece que, depois que saí e os deixei com meu corpo inconsciente, eles tiveram uma boa quantidade de fenômenos na forma de sinos e vozes fora do círculo. Se tivessem ficado quietos, estaria tudo bem, mas eles perderam a cabeça e se dispersaram. Então, quebrado o círculo, comecei a fazer travessuras, arqueando-me sobre a cabeça e os calcanhares e, de uma forma que nunca foi explicada, chegando ao outro lado da sala, aos pés de um dos membros do círculo, o que, é claro, não melhorou a situação.

Então, uma coisa extraordinária e curiosa aconteceu. Estávamos apenas nos reunindo, pensando que tudo estava acabado, quando uma força de uma natureza que eu nunca havia conhecido, de repente, correu ao redor do círculo, e um membro pareceu receber todo o seu impacto. Ele saiu voando pela sala e pousou, felizmente para ele, de bruços em uma poltrona, e ficou doente, de cama, por três semanas.

Enquanto tudo isso acontecia, o pai de um dos participantes ficou inquieto com a sua demora e saiu de onde morava, no outro lado da pequena cidade, para ver o que estava acontecendo. Como a maioria das pequenas cidades do interior, essa costumava dormir cedo, mas ele nos disse que, ao passar, tinha visto que inúmeras janelas estavam iluminadas e ouvira o barulho de crianças chorando por toda a rua.

Quando penso nos riscos que corri e nas condições em que trabalhei naqueles primeiros dias, surpreende-me que eu e todos os meus amigos estejamos vivos para contar a história. É costume dizer que existe uma Providência especial para cuidar dos tolos, bêbados e crianças pequenas. Penso que deve haver outra que cuide dos ocultistas inexperientes e de seus amigos.

Pode ser interessante notar que, como resultado dessa operação que eu tão imprudentemente empreendi, a menina foi totalmente libertada da dominação de sua mãe, começou a ganhar peso e rapidamente se tornou uma pessoa normal. Esse fim, pelo menos, foi totalmente bem-sucedido.

Outro caso muito curioso é mencionado na *Occult Review* de janeiro de 1930.

"A misteriosa morte de uma estudante de ocultismo, Srta. N. Fornario, está recebendo a atenção das autoridades no momento. A Srta. Fornario foi encontrada nua na encosta desolada da solitária ilha de Iona. Em torno de seu pescoço havia uma cruz presa por uma corrente de prata, e próxima à mão estava uma grande faca que havia sido usada para cavar uma grande cruz na relva. Sobre essa cruz, o corpo dela estava deitado. Moradora de Londres, a Srta. Fornario parece ter ido a Iona com algum propósito ligado ao ocultismo. Uma das empregadas de sua casa em Londres afirmara que uma carta havia sido recebida dizendo que ela tinha um 'terrível caso de cura'. Uma reportagem de jornal alude a 'histórias misteriosas na ilha sobre luzes azuis tendo sido vistas nas proximidades de onde o seu corpo foi encontrado, e também há a história de um homem encapuzado e coberto com um manto'. Os ocultistas, não menos que o público em geral, aguardarão com interesse quaisquer revelações que possam surgir sobre essa ocorrência."

Nenhuma revelação foi feita, no entanto, e apenas conjecturas podem funcionar sobre o caso. Só posso acrescentar um detalhe ao breve, mas abrangente, relatório da *Occult Review*. O corpo apresentava marcas de arranhões.

Eu conhecia a Srta. Fornario intimamente, e em certa época trabalhamos bastante juntas, mas, cerca de três anos antes de sua morte, seguimos caminhos separados e nos perdemos de vista. Ela era meio italiana e meio inglesa, de calibre intelectual incomum, e estava especialmente interessada nos contatos elementais do Raio Verde – interessada demais neles para o meu gosto. Fiquei nervosa e me recusei a cooperar com ela. Não me oponho a riscos razoáveis; na verdade, não se pode esperar conseguir nada que valha a pena na vida se não corrermos riscos, mas me pareceu que "Mac", como a chamávamos, estava entrando em águas muito profundas, mesmo quando a conheci, e que com certeza haveria problemas mais cedo ou mais tarde.

Ela evidentemente estivera em uma expedição astral da qual nunca mais voltou. Ela não era uma boa cobaia para tais experimentos, pois sofria de algum defeito na glândula pituitária. Se foi vítima de um ataque psíquico, ou se simplesmente parou no astral por muito tempo e seu corpo, de pouca vitalidade em todo caso, ficou gelado deitado assim exposto no meio do inverno, ou se ela escorregou para um dos elementos do reino dos elementais, que ela amava, assim como Swinburne nadava no mar, quem poderá dizer? As informações de que dispomos são insuficientes para a formação de uma opinião. Os fatos, no entanto, não podem ser questionados e continuam a dar aos céticos o que pensar.

Pode ser melhor dizer, concluindo este capítulo, que, quando falo dos experimentos de magia cerimonial, não me refiro à iniciação ritual. Agora, uma iniciação ritual é obviamente magia cerimonial, e também, desse ponto de vista, o são os sacramentos da Igreja. Mas o ocultista, usando os seus termos, talvez de maneira um tanto imprecisa, não inclui os rituais iniciáticos quando fala de magia cerimonial.

Existem muitas variedades de cerimônias iniciáticas, mas todas são destinadas a trabalhar apenas na alma do candidato. A magia cerimonial, por outro lado, no sentido técnico do termo, destina-se a atuar sobre a alma da natureza. As duas operações, embora existam inúmeras formas de cada uma, são totalmente diferentes em tipo e visam e alcançam resultados totalmente diferentes.

Há um forte preconceito contra a magia ritual entre os interessados no ocultismo popular, devido às restrições transmitidas por Madame Blavatsky. Agora, Madame Blavatsky foi treinada na Escola Oriental e tinha muito pouco, ou nenhum, conhecimento prático do aspecto interno do Ocultismo Ocidental, nem era uma mestra de seus métodos. Ela falou de um ponto de vista oriental e julgou as condições esotéricas ocidentais por aquelas que ela viu no Oriente, onde a magia tântrica se tornou degenerada nas mãos dos Dugpas e de seitas semelhantes.

Na atmosfera densa e materialista do Ocidente, é extremamente difícil obter resultados dignos de menção sem o uso de alguma forma de cerimonial. Até mesmo a Sociedade Teosófica, da qual ela foi fundadora, derivou inconscientemente para os métodos ocidentais, adotando o cerimonial católico e as iniciações maçônicas como capelas laterais de seu templo principal, e a mistura está causando problemas. O movimento de "Volta a Blavatsky", dentro de suas posições, pode ser capaz de produzir um ensinamento ético e metafísico muito mais puro, mas acho que podemos profetizar com segurança que não produzirá resultados práticos, pelo menos na Europa.

Devemos evitar métodos cerimoniais porque ocasionalmente, em mãos inexperientes ou em condições inadequadas, eles levam a resultados desastrosos? Devemos evitar corridas de automóveis, montanhismo, voos ou pesquisas sobre a natureza das substâncias radioativas? Tudo isso cobra o seu preço em vidas a cada ano. Existe um risco injustificável que nenhuma pessoa sensata correrá se puder evitar, e existe um risco justificável que todos devem estar preparados para assumir se quiserem escapar das últimas colocações. Não é todo seguidor do Caminho Interior que está apto para o trabalho cerimonial, assim como não é todo indivíduo que está apto para manusear os controles de um avião; mas há algumas pessoas, tanto homens como mulheres, para quem um tempero de perigo é um estímulo que traz à tona o seu vigor, e essas pessoas sempre serão encontradas na vanguarda da grande aventura.

PARTE II
DIAGNÓSTICO DIFERENCIAL

CAPÍTULO 9
DISTINÇÃO ENTRE ATAQUE PSÍQUICO OBJETIVO E DISTÚRBIO PSÍQUICO SUBJETIVO

O psiquismo, por mais genuíno que seja, é uma causa frutífera e frequente de autoengano. Um sensitivo é invariavelmente altamente sensível e sugestionável. Essa é a base dos seus dons.

Não sendo a mediunidade um desenvolvimento normal, pelo menos entre os europeus, o sensitivo é, na linguagem dos engenheiros navais, um "superimpulsionado por seu casco". Ele é, portanto, instável, sujeito a reações emocionais violentas e, em geral, exibe aquelas aberrações de conduta que estamos acostumados a associar aos gênios artísticos. A menos que um médium, sensitivo, seja treinado, disciplinado, protegido e vigiado por aqueles que entendem a sua condição, o seu psiquismo nunca é confiável, porque ele é soprado por todos os ventos de influência. O paranormal, o sensitivo e o neurótico são muito parecidos em suas reações à vida, mas o neurótico difere do sensitivo porque, em vez de ser excessivamente impulsionado por causa de seu casco, é subdesenvolvido por seus motores. O resultado é o mesmo, entretanto – uma discrepância entre a força e a forma com a consequente incapacidade de manter um controle central, racional e diretivo. A técnica da disciplina oculta é amplamente direcionada para manter o controle das forças díspares, compensando a sensibilidade do sensitivo e protegendo-o de impressões indesejadas. Nunca é bom aprender a abrir a porta do Invisível, a menos que, ao mesmo tempo, aprenda-se a fechá-la e trancá-la.

Como foi observado na Introdução, é comparativamente raro que o Invisível venha em busca de seres humanos. Como a Lagarta disse a Alice sobre o Cachorrinho: "Você o deixa em paz, e ele a deixará em paz". Mas se começarmos a estudar o ocultismo, ou mesmo a nos envolvermos com ele, mais cedo ou mais tarde estaremos sujeitos a obter resultados, contanto, é claro, que o sistema que estejamos usando contenha as sementes da eficácia.

No caso de uma pessoa que está entrando no Caminho pela primeira vez, o progresso é necessariamente lento e trabalhoso; mas uma alma que recebeu iniciação em encarnações anteriores pode reabrir as faculdades psíquicas latentes tão rapidamente que o problema de manter a coordenação harmonizada da personalidade se torna sério. É extremamente comum que uma pessoa que está fazendo o primeiro contato com o movimento oculto experimente perturbações psíquicas. Isso às vezes é atribuído às más influências e, às vezes, a entidades malignas. Nenhuma dessas inferências pode ser correta. Existe uma terceira possibilidade, que é responsável pela maior porcentagem de vítimas – o mero fato de que a consciência está sendo perturbada por uma força incomum.

Como é comum ver uma criança febril e irritadiça durante os primeiros dias de férias à beira-mar. Ela não está necessariamente doente. O ar pesado, a comida diferente e a excitação de seu novo ambiente estão perturbando o seu sensível equilíbrio físico. Assim é quando o neófito é perturbado no início de sua carreira no ocultismo. As vibrações incomuns o perturbam, e ele está tendo um ataque de indigestão oculta. Em ambos os casos, o tratamento é o mesmo – restrição temporária da dieta que causou a perturbação.

Outra causa de perturbação psíquica pode residir na recuperação parcial das memórias de encarnações passadas, se essas incluírem quaisquer episódios dolorosos, especialmente os relacionados com estudos esotéricos. A entrada de conceitos ocultos na mente consciente tende a despertar a memória subconsciente de experiências semelhantes em vidas passadas. A emoção que envolve uma memória é invariavelmente recuperada antes da imagem real do incidente (esse é um dos melhores testes para a precisão das memórias de vidas passadas). Essa emoção premonitória pode permanecer por muito tempo no limiar da consciência antes que as imagens se esclareçam o suficiente para se tornarem tangíveis. Se a emoção que está surgindo no horizonte for de natureza dolorosa, pode causar considerável perturbação e, na ausência de um conselheiro experiente, pode ser atribuída a um ataque oculto ou à percepção psíquica de más influências no grupo oculto ao qual pertence o neófito. É necessário ter muito cuidado ao tirar conclusões das impressões psíquicas de um estudante inexperiente, que tende a ser tão cheio de receios quanto um puro-sangue de dois anos.

Por outro lado, as reações instintivas de uma alma pura e sensível não devem ser ignoradas. Existem coisas como

Lojas Negras e entidades malignas. Não devemos permitir que o grito de "Lobo! Lobo!" nos torne insensíveis ou descuidados. Em qualquer caso, a vítima está sofrendo de um desconforto remediável.

É extremamente difícil determinar psiquicamente se o queixoso tem motivos razoáveis para os seus sentimentos, pois sua própria imaginação terá preenchido sua atmosfera com formas-pensamento ameaçadoras. Não é simples decidir se essas formas-pensamento são subjetivas ou objetivas. A maneira mais sábia é confiar em evidências que possam ser examinadas objetivamente e investigar o registro do grupo ou ocultista específico contra quem os ataques estão sendo feitos. Mas é igualmente necessário investigar o registro da pessoa que está sofrendo os ataques. O fato de essa pessoa estar repleta dos ideais mais elevados não é prova de que ela tenha bom senso, um julgamento claro e imparcial ou uma boa apreciação da natureza das evidências. Uma pessoa não precisa ser uma mentirosa deliberada para fazer declarações que estão muito longe da verdade.

Outro fator que deve ser considerado são os caprichos do instinto sexual em uma pessoa na qual esse instinto é reprimido. Considere o caso de uma mulher, talvez não mais jovem, cujas circunstâncias, pela primeira vez, permitem-lhe seguir as próprias inclinações; um caso muito comum com as donas de casa, que têm de esperar pela herança dos homens mortos antes de partirem para a jornada da vida. Ela adota o ocultismo, para o qual sempre teve inclinação, e se junta a algum círculo para estudo e possivelmente obtenção de iniciação ritual. O líder desse círculo provavelmente será uma pessoa de forte personalidade. A recém-chegada inexperiente e sedenta de amor está encantada. O ritual é uma coisa muito estimulante, como o clero anglo-católico descobriu por sua própria conta. A mulher, possivelmente bastante ignorante dos fatos da vida, encontra-se estranhamente agitada. Ela está assustada, sente que algo do Reino de Pã está se aproximando. Os seus instintos geralmente a guiarão com precisão suficiente para adivinhar a fonte da qual procede a influência perturbadora. Ela apontará um dedo infalível para o homem atraente. Ela raramente levará em conta suas reações na presença do homem.

Se ela é uma mulher ignorante dos fatos da vida, a acusação que traz geralmente assumirá a forma de uma acusação de influência hipnótica. Ela não percebe que a natureza é o hipnotizador. Se for uma mulher que conhece alguma coisa do mundo, a acusação pode ser de avanços e propostas amorosas impróprios. Um olhar para a mulher geralmente é suficiente para nos dizer se é provável que haja algum fundamento nessa acusação ou não. Raramente é a moça jovem e bonita, que pode estar razoavelmente apreensiva, quem conta essas histórias. É um fato curioso que nunca parece ocorrer aos queixosos proteger-se fugindo ou colocando o assunto nas mãos de um advogado. Se no final de uma longa história, cheia de alusões sombrias e insinuações indescritíveis, é feita a pergunta "Mas o que exatamente ele *fez*?", a resposta geralmente é: "Ele olhou para mim de uma forma significativa".

Quando uma dessas histórias está sendo contada, devemos ser sábios em dar mais atenção ao comportamento da pessoa que a está contando do que aos fatos alegados. Isso geralmente nos dará as informações mais valiosas. É a coisa mais difícil do mundo fazer uma vítima genuína falar. Uma mulher que está contando a história de sua própria vergonha geralmente é uma mulher desprezada, e a confiabilidade de seu testemunho no assunto está em proporção inversa à sua loquacidade. Não nos esqueçamos de que são necessárias duas pessoas para que um escândalo ocorra, assim como uma briga, e tem muito mais chances de valer a pena ajudar a pessoa que admite um erro e pede ajuda para refazer os passos errantes do que aquela que afirma ser equilibrada como os anjos no céu, onde não há casamentos nem noivados.

Tão grande é a necessidade de cautela na avaliação dos fatos em uma acusação de imoralidade que os tribunais não aceitarão as provas da vítima, mesmo sob juramento e interrogatório, a menos que sejam apoiadas por testemunhos adicionais. O médico deve conhecer igualmente bem o mesmo tipo de mentalidade, e uma forma comum de perturbação mental é chamada de Insanidade da Velha Donzela, mesmo nos livros didáticos.

Eu poderia citar dezenas de casos para exemplificar as declarações anteriores, mas eles não têm interesse oculto suficiente para justificar sua inclusão nestas páginas.

Se o líder do grupo é uma mulher, um conjunto diferente de reações entra em cena, embora as mesmas causas estejam em curso. Não é geralmente percebido que a fixação, ou a "paixão", de uma mulher por outra é realmente um caso de amor substituto, como é provado pelo fato de que a garota que tem muitos admiradores, ou a mulher que tem um casamento feliz, nunca se entrega. Nesse caso, tanto quanto na atração heterossexual normal, "o inferno não conhece fúria como a de uma mulher desprezada"; não é possível, por razões óbvias, apresentar acusações de comportamento impróprio. (Embora em uma acusação isso tenha sido alegado contra mim; fui acusada de ser um homem disfarçado e tentar seduzir a reclamante, e houve quem acreditasse nisso.) A acusação trazida em tais casos geralmente assume uma de duas formas, sendo o seu mecanismo: "Você não me ama, portanto você é cruel. Eu fui maltratada"; e as instâncias mais rebuscadas são reunidas em apoio a essa acusação. Ou, então, "Você não me ama, portanto, te odeio. A atração que você sente por mim é hipnótica".

Deve-se ter em mente, ao avaliar essas acusações, que um ocultista treinado, especialmente se for de alto grau, tem uma personalidade extremamente magnética, o que pode se mostrar perturbador para aqueles que não estão acostumados com as forças psíquicas de alta-tensão. Isso porque, enquanto a pessoa que está madura para o desenvolvimento desabrocha a consciência superior rapidamente na atmosfera de um iniciado de alto grau, a que não está pronta pode achar essas influências profundamente perturbadoras. Um adepto que permite que pessoas inadequadas entrem em seu campo magnético é culpado por sua falta de senso e discrição, mas ele não pode ser acusado com justiça de abuso de poderes ocultos. Ele emana força involuntariamente e não pode evitar. Os maiores adeptos sempre vivem em reclusão, pois não apenas precisam de solidão para o seu trabalho, mas também sua influência sobre as almas despreparadas produz uma reação muito violenta, e isso termina na contrariedade ou na taça de cicuta.

Não devemos esquecer o fato de que a pessoa que vem até nós com uma longa história de ataque oculto e pede ajuda, especialmente assistência financeira, pode estar simplesmente "lançando uma história", e deveríamos usar a mesma discriminação que faríamos ao ouvir qualquer outra "história de má sorte", tentando diferenciar entre o que merece e o que não merece confiança. Conheci um homem que permitiu que um pretenso adepto que estava sofrendo um suposto ataque oculto se refugiasse em seu estúdio, e voltou após uma curta ausência para descobrir que o pretenso adepto estava vendendo os móveis para comprar bebida; e havia todos os motivos para acreditar que os únicos espíritos que estavam de alguma forma preocupados com os seus problemas haviam entrado no estúdio dentro de garrafas.

As queixas de ataques ocultos podem ter fonte, nada mais, nada menos, nos delírios dos insanos, e isso não invalida necessariamente o fato de que uma segunda pessoa pode ser encontrada para fornecer evidências corroborativas.

Existe uma curiosa forma de insanidade conhecida pelos alienistas chamada *folie des deux*, na qual duas pessoas intimamente associadas compartilham os mesmos delírios. Normalmente, nesses casos, verifica-se que uma é definitivamente insana e a outra é de tipo histérico e ficou imbuída das ilusões de sua companheira por meio da sugestão. Uso o pronome feminino porque essa forma de insanidade é rara entre os homens. Geralmente ocorre com duas irmãs ou com duas mulheres que moram juntas.

Há outra armadilha para a qual os inexperientes devem estar atentos ao lidar com a pessoa que reclama de um ataque oculto. A insanidade pode ser periódica em sua manifestação, com surtos de mania aguda alternando-se com períodos de completa sanidade. Esse aspecto periódico deve ser sempre observado no caso das mulheres, nas quais qualquer instabilidade temperamental se torna muito exagerada durante os períodos da menstruação, nas mudanças de vida, durante a gravidez e, de fato, em qualquer outro período em que a vida sexual seja estimulada, emocional ou fisicamente. Também é bom ter em mente que, em casos patológicos, a periodicidade das funções de uma mulher pode ser muito perturbada.

Tive uma boa lição a esse respeito em certa ocasião, o que exemplifica a necessidade de cautela. Tínhamos, por apresentação de um de nossos membros, recebido, em uma de nossas casas comunitárias, uma mulher cujo marido, um homem bastante conhecido na vida pública, recusara-se a morar com ela, segundo me disseram, e fizera várias tentativas para livrar-se dela, tendo ameaçado considerá-la louca se ela de alguma forma resistisse a ele. Esses fatos foram confirmados por um círculo de amigos de quem ambos, marido e mulher, eram conhecidos. Mantive essa senhora sob observação por um mês para ver se havia algo que justificasse a acusação de insanidade e, não vendo nada, aceitei o seu caso. Na sétima semana, porém, surgiram problemas. Ela ficou muito excitada, declarou que estava passando fome e sendo maltratada pela pessoa que, na minha ausência, era a responsável pela casa. Sete semanas depois, tivemos outro ataque, no qual ela disse que más influências estavam procedendo de certo armário em seu quarto, vagando pela casa com roupas extremamente inadequadas e perdendo todo o autocontrole. Esse ataque também passou em poucos dias. No final, descobriu-se que ela sofria de apendicite crônica que envolvia o ovário direito e que, sempre que a sua menstruação extremamente irregular ocorria, ela perdia a cabeça por alguns dias. O fato era ainda muito complicado porque, nos intervalos entre as crises, ela estava ao que se pode observar perfeitamente sã. Depois que ela deixou a nossa casa comunitária, contou exatamente as mesmas histórias sobre nós que contava anteriormente sobre o marido. O lunático declarado é um problema muito menos sério para a sociedade do que esses casos limítrofes.

Eles precisam ser tratados com extrema cautela, pois podem causar uma quantidade imensa de problemas.

Quando uma insanidade já se desenvolveu bem, qualquer pessoa que tenha tido experiência com lunáticos tem pouca dificuldade de reconhecê-la. Cada tipo de insanidade tem a sua expressão facial característica e até mesmo seu modo de andar. Mas não é uma questão tão simples, mesmo para o especialista, reconhecer uma insanidade em seus estágios iniciais. Os lunáticos são extremamente plausíveis e convincentes e, se aprenderam algo do jargão do ocultista ou espiritualista, podem apresentar um caso extraordinariamente bom para si mesmos. Até o alienista experiente muitas vezes precisa manter um caso sob observação para verificar se é uma loucura real ou não.

Em um campo no qual os especialistas estão frequentemente em dúvida, o que deve fazer o leigo que se vê diante de um caso que desperta suspeitas? Não se pode esperar que ele reconheça a insanidade quando a vê, mas seu próprio bom senso deve ser suficiente para capacitá-lo a reconhecer a sanidade. Em outras palavras, deixe-o suspender o julgamento sobre os fatos alegados e se concentrar na questão dos motivos. É aqui que ele encontrará sua melhor indicação. Se uma pessoa não puder oferecer nenhuma explicação válida quanto às razões do ataque que está sendo feito contra ela, nem quanto à sua causa ou origem, provavelmente podemos ter certeza de que se origina em sua própria imaginação.

Em um caso que chegou às minhas mãos em busca de ajuda, a vítima, um homem, declarou que estava sendo perseguida por sugestão telepática. Perguntei sobre a origem dessa perseguição, e ele me disse que algumas pessoas que moravam no apartamento ao lado costumavam sentar em círculo e se concentrar nele. Perguntei a ele por que essas pessoas agiam assim. E ele não pôde me responder. Questionei como ele sabia que essas pessoas fizeram isso, e ele não conseguia me dizer. Ele apenas reiterou que elas fizeram isso, embora admitisse que nunca havia entrado no apartamento delas, nunca, na verdade, sequer falado com elas, exceto para trocar um bom dia nas escadas. Ficou imediatamente aparente que não havia motivo concebível que pudesse levar essas pessoas a se darem ao trabalho de persegui-lo. Se alguém já tentou qualquer experimento com sugestão telepática, saberá quão intensa concentração isso requer e, de fato, o trabalho árduo que é, e não se pode imaginar alguém se dando ao trabalho de fazê-lo durante longos períodos de tempo sem um motivo muito bem definido. No entanto, ouvi falar de um caso bem comprovado de uma mulher que teve uma ligação com um homem casado que atacava a sua esposa dessa maneira. Eu mesma também soube de dois casos em que certo indivíduo, outrora proeminente em círculos transcendentais, em conexão com o que os jornais indelicadamente chamavam de sua "Loja de Louvor", e que era igualmente conhecido na cidade em conexão com os seus esforços para obter ouro da água do mar, usava a sugestão telepática para induzir a assinatura de cheques e documentos. Antes que um visitante fosse esperado para uma entrevista, ele se sentava e se concentrava em seu interlocutor. Tão forte foi a influência assim exercida que um conhecido meu renunciou ao cargo que ocupava devido à influência mental indevida que sentia estar sendo exercida sobre si mesmo, e outro renunciou ao conselho de uma de suas empresas pelo mesmo motivo.

Em ambos os casos, não é difícil encontrar um motivo adequado para o ataque mental. Comparem esses dois episódios com o anterior, e a diferença pode ser facilmente percebida. Devemos, no entanto, ser tão cautelosos ao decidir que não há nada de errado quanto a aceitar pelo valor nominal quaisquer declarações que possam ser feitas a nós. Além disso, devemos sempre ter em mente, ao lidar com uma pessoa que está obviamente desequilibrada mentalmente e que alega um ataque psíquico, que o desequilíbrio mental pode ter sido induzido pelo ataque psíquico. A vida é, na melhor das hipóteses, uma coisa estranha, e muitas coisas mais estranhas do que o normal podem acontecer àqueles que se movem em círculos ocultos.

CAPÍTULO 10
PERIGOS NÃO OCULTOS DA LOJA NEGRA

Os fatos considerados no capítulo anterior, embora devam nos tornar extremamente cuidadosos ao avaliar evidências, não devem nos cegar para a realidade de que há ovelhas negras em todos os rebanhos e que uma fraternidade que começou com as melhores intenções pode, inadvertidamente, pela ignorância ou pelas imperfeições de seus líderes, começar a se desviar para o Caminho da Mão Esquerda. Pessoas perfeitamente inocentes entram nele quando ele está à deriva, mas ainda não declaradamente negro, e podem se encontrar em águas desagradavelmente turvas, mesmo que não sejam realmente perigosas.

Os perigos esotéricos serão estudados em detalhes no próximo capítulo, mas podemos muito bem considerar aqui os perigos exotéricos que podem ocorrer por trás do Véu do Templo, pois a natureza humana é praticamente a mesma onde quer que a encontremos, e mostra pouca originalidade na escolha de seu caminho para o Abismo. Pode-se pensar que, em um livro como este, não há necessidade de tocar nesses assuntos, mas, se este livro deve servir ao propósito a que se destina, é necessário fazê-lo por três razões; em primeiro lugar, porque a maior proporção dos estudantes de esoterismo é de mulheres, e, mesmo nestes dias iluminados, elas geralmente são ignorantes sobre a vida do submundo, e uma Loja Negra conduz por um caminho direto e estreito para a terra dos criminosos e mulheres de reputação duvidosa, lado a lado com as suas outras desvantagens. Em segundo lugar, o conhecimento desses fatos é essencial para o diagnóstico diferencial. Em terceiro lugar, os poderes ocultos são não raramente usados para obter fins puramente mundanos, portanto, quando a questão da criminalidade comum ocorre em conexão com uma organização oculta, pode ser complicada por uma mistura de métodos que pertencem a outro plano.

Devemos sempre nos lembrar de que uma loja pode não ter sido formada necessariamente com o propósito expresso de fugir da lei; pode ter começado com um fim perfeitamente legítimo em vista e ter sido explorada por malfeitores para os seus próprios propósitos, pois, devido à natureza secreta de seus procedimentos, a forma de organização da fraternidade se presta a várias formas de violação da lei.

Uma organização oculta é bem conhecida por estar envolvida no tráfico de drogas, e outra está repleta de vícios não naturais. Uma terceira degenerou no que era pouco mais que uma casa de má fama, e seu chefe era um especialista em aborto. Outras estiveram envolvidas em política subversiva. Os que se juntam às fraternidades sem investigar adequadamente tais organizações e as credenciais daqueles que as dirigem podem se envolver em algumas ou em todas essas coisas.

Por trás do véu do sigilo, guardado por juramentos impressionantes, muitas coisas podem acontecer, portanto, é essencial informar-se com o máximo cuidado sobre o caráter, as credenciais e o histórico dos líderes de uma organização.

Se esses dados não estiverem prontamente acessíveis, algo está errado. O Misterioso Estranho, que acaba de chegar do Oriente ou do Continente, com referências bastante vagas, é provavelmente uma fraude.

Se houver dificuldade em descobrir os antecedentes de um suposto adepto, as investigações podem ser feitas no conhecido periódico *Truth*, da Carteret Street, S.W.I. *Truth* foi originalmente fundado para expor abusos na vida financeira e pública e, para esse fim, mantém uma "lista" de indivíduos que devem ser evitados. Esse periódico é justo e destemido em seus métodos, não é perseguidor nem faz acepção de pessoas. Ele mantém um olhar atento sobre o campo oculto e expõe ao ridículo os charlatães, uma tarefa para a qual deverei ter a gratidão e o apoio de todos os que têm a causa da Religião da Sabedoria no coração.

O perigo mais comum a que uma pessoa fica exposta na companhia de indivíduos indesejáveis é ser induzida a se desfazer de mais dinheiro do que é conveniente, pelos expedientes, consagrados pelo tempo, de trapaça ou chantagem, sendo esta última, de longe, a forma mais comum de fraude e aborrecimento nas Lojas Negras. O único remédio em todos esses casos é colocar o assunto nas mãos da polícia. Em primeiro lugar, é seu dever como cidadão para que outros não sejam vitimados como você foi. Em segundo lugar, se você não o fizer, seus perseguidores não o deixarão até que o tenham sugado completamente, nem se descobrirem que você ainda é útil como um joguete. Nunca nos livramos de um chantagista dando-lhe dinheiro. Isso é apenas um convite para que ele o faça novamente. Aja com rapidez e firmeza no início e logo você estará no fim de seus problemas.

Exigir dinheiro com ameaças é chantagem, e coagir a qualquer curso de ação por meio de ameaças também é crime. Quaisquer acordos celebrados ou documentos assinados em consequência de ameaças não têm validade. As ameaças não precisam necessariamente ser grosseiras e abertas, como apontar um revólver; qualquer coisa que o coaja contra as suas inclinações pode ser interpretada como ameaça. Por exemplo, supondo que foi informado a você, embora com muito tato, que, se você não subscrevesse os fundos de uma organização, o seu interesse pelo ocultismo poderia ser alvo de fofocas e possivelmente envolvê-lo em aborrecimentos com seus parentes, ou seus empregadores, isso, aos olhos da lei, seria chantagem. Na verdade, qualquer coisa que jogue com os medos de uma pessoa é uma ameaça.

Vamos agora considerar qual é a melhor coisa a fazer se você estiver sendo ameaçado ou chantageado. Raramente é sensato responder à ameaça com ameaça. A melhor coisa a fazer é responder que você vai pensar e ver o que pode ser feito, e depois ir direto para a delegacia mais próxima e contar toda a história. Pode ter certeza de que terá a maior cortesia e gentileza, e que todos os esforços serão feitos para ajudá-lo, mesmo que você tenha que admitir que não foi totalmente inocente. Ao dirigir-se à polícia e contar-lhes francamente a posição dos seus assuntos, você, em linguagem popular, "tornou-se testemunha do rei", e as autoridades têm todo o interesse de percorrer um longo caminho para proteger qualquer um que faça isso.

Não se deixe intimidar pelo fato de não poder apresentar nenhum testemunho adicional em apoio à sua declaração. A polícia pode dizer-lhe que não há provas suficientes para requerer um mandado de prisão; no entanto, eles farão investigações, e o próprio fato de que a polícia está fazendo investigações será suficiente para assustar os chantagistas e provavelmente para tirá-los do país, e eles geralmente não param para fazer as manifestações ameaçadas no caminho; preferirão fugir antes, enquanto é possível. Além disso, a sua queixa irá para os registos da polícia, e será mantida uma vigilância; no devido tempo, outra reclamação pode ser feita, ou já pode ter sido feita, e então o cerco começa a se fechar.

Lembre-se sempre de que o chantagista tem muito mais a temer da exposição do que você; por qualquer aborrecimento que possa estar reservado para você, ele deve esperar um longo período de reclusão e, possivelmente, a temida violência dos companheiros de cadeia se a situação for propícia. Um lembrete oportuno disso faz maravilhas com chantagistas em potencial.

O medo de expor suas próprias deficiências também não deve detê-lo. A natureza das acusações feitas contra você pelo chantagista nunca será mencionada. Não é você quem está sendo julgado. E a sua identidade não será revelada. Você será referido como Sr. A. ou Sra. B. Longe de ser tratado como um malfeitor ou ter o dedo do escárnio apontado para sua direção, você descobrirá que é visto como uma pessoa que está prestando um serviço público, e todos os esforços serão feitos por aqueles que têm autoridade para suavizar o seu caminho. No presente, um esforço assertivo está sendo feito para acabar com esse crime abominável, e os juízes estão dando sentenças exemplares e protegendo os demandantes de todas as maneiras, a fim de incentivá-los a se apresentar.

Mas, independentemente de qualquer forma de coerção, as pessoas incautas podem, embora cheias de entusiasmo ou fascinadas pela nova revelação, desembolsar consideravelmente mais dinheiro do que podem poupar confortavelmente; podem até mesmo colocar literalmente tudo sobre a mesa e, então, desiludidas pelos eventos subsequentes, se arrepender muito de ter feito isso. Em muitos desses casos, um advogado competente pode garantir um reembolso e a devolução dos bens. Os tribunais não veem com bons olhos contribuições excessivas aos "movimentos".

Nem é preciso dizer que nenhuma organização bem conduzida consentiria em aumentar os seus fundos à custa da ruína de um de seus membros. Deve, é claro, proteger-se igualmente contra o capricho, o despeito e as maquinações do tipo de mentalidade que tenta comprar influência por meio de subscrições. Sempre foi nosso costume, na Fraternidade da Luz Interior, insistir que qualquer mulher que se proponha a fazer uma grande doação deve consultar o seu conselheiro financeiro antes de fazê-lo. Por uma razão ou outra, recusamos mais de vinte e cinco mil libras durante os últimos sete anos. Também não tivemos nenhum motivo para nos arrepender de tê-lo feito. A força de uma organização oculta não reside no plano físico.

É bem sabido que existem várias drogas que podem ser usadas para exaltar a consciência e induzir a um psiquismo temporário. Pode não ser igualmente conhecido que a maioria dessas substâncias está sob os regulamentos da Lei de Drogas Perigosas, e que as obter de fontes irregulares, ou mesmo ser encontrado em posse delas, exceto para um propósito legítimo, é tornar-se passível de processo e prisão, e também nesse caso as autoridades estão extremamente alertas.

Todos os iniciados do Caminho da Mão Direita concordam em declarar que exaltar a consciência por meio de drogas é um procedimento perigoso e indesejável. Pode haver pesquisadores que, por razões legítimas, desejem realizar experimentos, mas não consigo conceber nenhuma razão legítima para introduzir um neófito no vício das drogas. Em qualquer caso, se tais experimentos forem realizados, devem ser conduzidos sob a supervisão de um médico qualificado que esteja em posição de prevenir uma catástrofe ou de lidar com ela caso ocorra. As drogas que alteram a consciência também afetam o coração, e os corações nem sempre estão como deveriam estar. Além disso, a composição das drogas raras não é padronizada e varia enormemente; elas podem conter várias impurezas, e as amostras podem revelar-se extraordinariamente tóxicas. O desconforto de ter nas mãos um cadáver inesperado e inexplicável aos olhos da lei só é superado pelo desconforto de se tornar o próprio cadáver, qualquer uma dessas eventualidades podendo acontecer quando as pessoas começam a experimentar as drogas que "afrouxam os laços da mente".

A moral da humanidade em geral deixa muito a desejar do ponto de vista do purista, e as organizações ocultas deixam mais do que de costume. Algumas das melhores, sustentando que o ocultismo é essencialmente uma religião, defendem um alto padrão; o restante é abençoado com uma coleção caleidoscópica de almas gêmeas. Isso não precisa nos preocupar aqui. Não nos diz respeito. Se as pessoas decidirem "chutar o balde", isso é problema delas. No momento, também não precisamos considerar os abusos ocultos da força sexual, que exigirão consideração detalhada em seu devido lugar. Tudo o que precisamos considerar neste capítulo é a forma puramente normal de vida desregrada que é camuflada sob uma pretensão de ocultismo. A esse respeito, inúmeros casos chegaram ao meu conhecimento. O chefe de um grupo seduzia sistematicamente suas alunas sob o pretexto de que isso fazia parte de sua iniciação, e o grupo aceitava a situação no espírito da mais pura abnegação. Vários outros navegaram desagradavelmente contra a maré, com o resultado de que as "paixonites" e os subsequentes colapsos nervosos eram muito prevalentes. Não é preciso dizer que tais métodos não fazem parte do Caminho da Mão Direita.

É incrível até que ponto mulheres com os mais altos ideais, boa família e ampla cultura podem ser induzidas a aceitar tais teorias e práticas. O perigo que aguarda meninas ou mulheres pouco sofisticadas e inexperientes que se associam a esses grupos pode ser facilmente imaginado.

Muitas vezes fui acusada de ser tacanha em minha atitude em relação a grupos nos quais tais acontecimentos são permitidos, mas o custo em sofrimento humano é tão grande, e a desmoralização geral tão sórdida, que a tolerância chega perigosamente perto do cinismo.

Em geral, pode não ser percebido, mas há tanto perigo de corrupção em uma Loja Negra para meninos e jovens quanto para mulheres. Já houve uma série de casos tão flagrantes que a polícia interveio, tanto aqui quanto no exterior.

Nos tempos antigos, e entre os povos primitivos, o sacrifício humano era um acontecimento comum relacionado com práticas ocultas. Esse rito não é desconhecido na Europa Oriental, mesmo nos dias atuais. A história infantil do Barba Azul tem origem nas práticas do infame Gilles de Rais, marechal da França e colega soldado de Joana d'Arc, que massacrou inúmeras crianças e jovens em conexão com os seus experimentos mágicos. Nunca ouvi falar de um caso na Inglaterra, mas houve, em várias ocasiões, alguns assassinatos curiosos relatados nos Estados Unidos que parecem suspeitosamente com assassinatos rituais; na ausência de informações adequadas, porém, é impossível chegar a uma conclusão final sobre eles. Recentemente chegou às minhas mãos, no entanto, um livro sobre magia, publicado para circulação restrita, no qual é feita a afirmação de que o sacrifício de sangue ideal é uma criança do sexo masculino.

    A acusação de atividades revolucionárias é frequentemente feita contra o movimento ocultista. Há certas coisas, no entanto, que devem ser lembradas ao avaliar a veracidade dessa acusação. Em primeiro lugar, o movimento ocultista não é um todo homogêneo. Ele está totalmente desorganizado e não regulamentado e pode ser comparado ao estado da Inglaterra antes da conquista normanda. As condições nos vários grupos e associações variam muito, e o que vale para um pode não valer para outro. Não pode haver dúvida alguma de que diversas organizações em várias épocas estiveram envolvidas na política, como testemunha à associação da Sociedade Teosófica com os movimentos políticos indianos; mas devemos ter em mente que os revolucionários de uma geração são os reacionários da geração seguinte. Afinal, a política é uma questão de opinião, e mesmo as pessoas de quem discordamos podem estar certas no final. Pessoalmente, sou da opinião de que a uma fraternidade ocultista é extremamente desaconselhável se preocupar com política, por razões que expus em outro de meus livros, *Sane Occultism* (Ocultismo são, em tradução livre), e nas quais não entrarei agora, pois não são relevantes para estas páginas. Mas como as pessoas, desde tempos imemoriais, se uniram para a ação política, não podemos fazer nenhuma objeção ao que a lei permite. Os que se juntam a uma organização estabelecida para o trabalho político se unem a ela com os olhos abertos e presumivelmente para os propósitos para os quais foi fundada. Os motivos de objeção surgem, no entanto, quando uma organização é fundada para fins não políticos e, posteriormente, seus líderes, sem consultar, ou mesmo informar, seus apoiadores, assumem atividades políticas por conta própria e usam a sua organização para esse fim, envolvendo assim seus seguidores, sem o seu consentimento, em quaisquer complicações que possam surgir e usando o dinheiro doado para um fim específico para objetivos diferentes dos que os doadores tinham em vista.

Pode-se perguntar que uso, nos dias atuais, os revolucionários poderiam fazer das organizações ocultas. Pelo que sei, eles as usaram, ou tentaram usá-las, com o objetivo de enviar cartas a pessoas cuja correspondência está sendo vigiada, e eu mesma recebi uma vez um pedido para permitir que uma pessoa que havia sido deportada voltasse ao país sob um nome falso e residisse em uma de nossas casas comunitárias como membro, e foram oferecidas algumas centenas de libras para que o fizéssemos. É desnecessário dizer que a correspondência foi enviada diretamente às autoridades.

Os problemas que consideramos neste capítulo não são peculiares às fraternidades ocultistas, mas são comuns a qualquer organização que não discrimina os seus membros. As organizações que fazem publicidade devem forçosamente pegar todas as pessoas com potencial e separá-las à luz da experiência subsequente, e algumas dessas experiências podem ser realmente muito estranhas. Não se pode censurar uma organização que recolhe ocasionalmente uma ovelha negra, a não ser que ela mantenha todo um rebanho delas.

Uma loja de reputação duvidosa pode ser prontamente reconhecida pelo tipo de pessoa que pertence a ela, que pode ser mais bem descrito como o tipo de aventureiro decadente com uma pitada de gente inteligente da sociedade que geralmente gosta de emoções fortes. As verdadeiras Lojas Negras são tão cuidadosamente guardadas quanto as Lojas Brancas de alto grau, e nenhum estranho pode entrar nelas. O estudante sério de Ocultismo Negro está em busca de conhecimento e experimentos mágicos e não vai perder tempo com um principiante. Aqueles que escolhem graduar-se em uma Loja Negra depois de cumprir seu aprendizado no Campo Aberto de uma Loja Branca o fazem com os olhos abertos, e a experiência deve ser o seu mestre. Não se pode sentir que eles merecem muita simpatia se a experiência for dolorosa. A pessoa que estou tentando ajudar é a vítima, não aquela cujo tiro saiu pela culatra. O homem ou a mulher que, rejeitando os graus constantes do Caminho da Iniciação, escolhe subir com um foguete terá que descer depois apoiado em uma bengala.

Qualquer pedido de uma grande soma de dinheiro deve ser sempre considerado um sinal de perigo. É uma das condições mais estritas de iniciação que o conhecimento oculto nunca pode ser vendido ou usado para ganho. Sei de um ocultista que cobra trezentas libras por uma das iniciações que concede; e ele a dará a quem tiver trezentas libras. Na minha opinião, a pessoa que paga trezentas libras para tal propósito merece o tipo de iniciação que receberá.

Também é um mau sinal quando um ocultista utiliza livremente os prodígios perante os não iniciados. Nenhum adepto genuíno jamais faz isso. A pessoa que lê as suas encarnações passadas, descreve a sua aura, revira os olhos, estremece e lhe dá uma mensagem de seu Mentor assim que é apresentada a você é uma pessoa a ser evitada.

Quanto mais vejo o movimento ocultista, mais fico maravilhada com as coisas que as pessoas podem dizer e fazer e "sair impunes". A pessoa comum está fora de seu alcance quando lida com questões psíquicas. Ela geralmente passa por três fases. Em primeiro lugar, acha que tudo é superstição e fraude. Em segundo lugar, tendo o seu ceticismo rompido, ela acreditará em qualquer coisa. Em terceiro lugar, se ela chega ao terceiro lugar, aprende a diferenciação e distingue entre as Fraternidades Negras, as Fraternidades Brancas e as Fraternidades Fátuas.

CAPÍTULO 11
O ELEMENTO PSÍQUICO NO DISTÚRBIO MENTAL

Vimos em capítulo anterior que os distúrbios nervosos e mentais podem simular um ataque psíquico, especialmente se o sujeito estiver familiarizado com a terminologia do ocultismo. Devemos também considerar o papel desempenhado pelo ataque psíquico nas desordens nervosas e mentais. Mas antes que possamos embarcar nesta seção de nossos estudos, devemos dar uma breve explicação sobre a natureza dos distúrbios nervosos e mentais e a distinção entre eles. Não entraremos em considerações acadêmicas, pois estas páginas são escritas não para o psicólogo profissional ortodoxo, que tem uma abundância de livros didáticos à disposição, mas para a pessoa cujo interesse é principalmente em assuntos sobre o ocultismo e que vem para o estudo do assunto não equipada com os tecnicismos da psicologia e da psicofisiologia, duas ciências das quais, pelo menos, um conhecimento prático é extremamente necessário na busca da prática do ocultismo.

No curso de uma encarnação, a mente é construída sobre os fundamentos dos traços do Eu Superior, ou Individualidade, que é a alma imortal que se desenvolve no curso de uma evolução. A mente, portanto, é parte da personalidade – a unidade da encarnação –, começando no nascimento e se dissolvendo na morte, sendo a sua essência absorvida pela individualidade, que assim evolui.

[Nota para esclarecimento do Editor/Organizador: a *Personalidade* é o ego ou identidade externa e a consciência comum de uma pessoa, e a *Individualidade* é o Eu Superior, ou componente espiritual de uma pessoa.]

A mente é essencialmente o órgão de adaptação ao ambiente, e é quando essa adaptação falha que começam os problemas neuróticos e histéricos. Cada criatura viva é o canal de uma corrente de força vital que procede do Logos, o Criador deste universo. Essa corrente é dividida em três canais principais representados para nós como os três grandes instintos naturais: a Autopreservação, a Reprodução e o Instinto Social. Essas são as três molas mestras de nossas vidas. A pressão da própria Vida está atrás desses canais, e, se eles são frustrados além de seu poder de compensação (considerável como isso é), são como riachos cujos canais estão bloqueados e que, em consequência, transbordam e transformam a terra adjacente em um pântano.

A emoção é o aspecto subjetivo de um instinto. Ou seja, quando um instinto está em ação, sentimos emoção. Cada emoção que sentimos pode ser referida a um ou outro dos instintos. Nosso ressentimento por um insulto à nossa dignidade tem raízes no instinto de autopreservação. Nosso amor pela arte tem raízes no instinto de amor, beleza e expressão criativa, que, em seu arco mais baixo, é chamado de sexo.

Cada um desses instintos tem seu aspecto espiritual elevado e seu aspecto físico elementar, e a transmutação de um plano para outro ocorre livremente, de modo que, a menos que compreendamos o significado dessas manifestações, seremos enganados. Em sua compreensão está a chave para a ciência da vida.

Se um desses grandes instintos é tão frustrado que todas as tentativas de compensação fracassam; ou se o temperamento é tão inelástico e inflexível que não modifica as suas exigências, o ego faz uma última tentativa desesperada de ajuste que ultrapassa os limites dentro dos quais podem ser mantidas relações harmoniosas com o ambiente. As comunicações com o ambiente são interrompidas, e a mente, pelo menos em parte, troca a esfera da realidade pela da imaginação. Perde-se o sentido de valores fixos, e as coisas assumem uma importância simbólica. Esse colapso pode ser parcial, relacionado apenas a certos aspectos da vida, ou pode ser total.

Na histeria, as forças vitais represadas permanecem no canal, mas jorram com força concentrada por meio de qualquer eclusa que possa ser aberta para elas. Consequentemente, em vez de o rio abaixo da obstrução ser um corpo de água que flui suavemente, ele desce em corredeiras e redemoinhos difíceis e perigosos de navegar, de modo que a barca da vida naufraga ali. A região ao redor também está reduzida a um pântano, nem terra, nem água. Em outras palavras, o temperamento se torna tempestuoso e indevidamente emocional, e os fatores não emocionais da mente, como julgamento e autocontrole, são desmoralizados. Tal temperamento deve necessariamente estar perpetuamente em dificuldades com a vida, e periodicamente as emoções reprimidas transbordam em ataques de gritos, choro e movimentos musculares convulsivos que agem como válvulas de segurança e aliviam temporariamente a pressão.

O neurótico difere do histérico em certos aspectos bem marcados que devem ser cuidadosamente lembrados, pois são muito importantes do ponto de vista prático. Os problemas do neurótico começam da mesma forma que os do histérico, devido à emoção reprimida e à incapacidade de se adaptar ao ambiente; mas, no caso dele, as forças vitais começam a trabalhar para abrir novos canais para si mesmas que contornem o obstáculo que bloqueia o seu caminho. Consequentemente, temos o que o psicólogo chama de deslocamento da emoção. Algum assunto comparativamente inócuo torna-se objeto de uma efusão de emoção que, de modo algum, condiz com a realidade, pois foi feita uma substituição por outra coisa. É esse curioso rastreamento subterrâneo da emoção na mente que causa tantos problemas, pois o sofredor não é insano, mas certas seções de seus valores e reações à vida são pervertidas. Ele é uma pessoa extremamente difícil de lidar, porque é dado a amores, ódios e medos inesperados e bastante irracionais, que regem suas atitudes.

Condições semelhantes prevalecem nas insanidades orgânicas; os resultados psicológicos são os mesmos, mas, como a origem é física, e não mental, são pouco passíveis de psicoterapia. Certas coisas podem ser feitas para aliviá-los, no entanto, mesmo que não sejam totalmente curáveis; portanto, vamos considerá-los dos pontos de vista psicofísico e oculto.

O corpo é o veículo da mente. Se o veículo estiver com defeito, a mente não pode se expressar com precisão; suas reações serão distorcidas. A ciência ortodoxa diz que o cérebro é o órgão da mente, mas a ciência esotérica diz que o cérebro é o órgão da percepção das impressões sensoriais e da coordenação dos impulsos eferentes. É a central telefônica do sistema nervoso. É apenas um dos pontos nos quais a mente toca o corpo, sendo os outros as glândulas endócrinas do sistema endócrino, a pineal, a hipófise, a tireoide, as suprarrenais, o timo e as gônadas; aos quais podem ser adicionados o plexo solar e o plexo sacral. O estudante de fisiologia tântrica será muito tolo se não observar que os chacras coincidem em sua localização física com os órgãos endócrinos.

Já as glândulas endócrinas têm como tarefa a manutenção da composição química do sangue. Elas despejam nele as suas secreções, chamadas hormônios, em certas proporções equilibradas. Se o equilíbrio for perturbado de alguma forma, seja pelo excesso de uma secreção, seja pela falta de outra, ocorrem profundas mudanças no metabolismo. Todos os processos da vida são regulados pelas glândulas endócrinas e podem ser acelerados ou retardados em seus diferentes aspectos conforme o equilíbrio das secreções se altera. Esse equilíbrio endócrino é conhecido pelos fisiologistas por estar intimamente associado aos estados emocionais e, especialmente, ao estado de alerta ou apatia do temperamento. Os psicólogos não apreciam suficientemente a importância do trabalho recente sobre as glândulas endócrinas, mas os ocultistas têm conhecimento desse aspecto da psicofisiologia como parte de seus ensinamentos tradicionais. Os exercícios respiratórios do sistema de yoga são baseados nesse conhecimento e são extremamente potentes, assim como todas as práticas ocultas que são trazidas corretamente para o plano físico. De fato, podemos dizer que nenhum processo ocultista é realmente potente, nem se pode dizer que tenha completado seu círculo, a menos que tenha seu ponto de contato com a matéria densa; um ponto que muitos ocultistas deixam de fora de seus cálculos e não levam em consideração. O ocultismo, embora primariamente um processo mental, não é um processo puramente mental. É simultaneamente espiritual e material.

Na grande maioria dos casos de insanidade, as alterações cerebrais orgânicas não podem ser demonstradas, mas os alienistas estão cada vez mais reconhecendo que podem procurar as pistas de sífilis de Hécate no sangue. Sua composição química pode se afastar do normal, seja por uma alteração no equilíbrio hormonal, seja por subprodutos de doenças. Essa mudança na química do sangue é imediatamente seguida por uma mudança no tom emocional. Pode tornar-se excessivamente emocional ou deprimido, apático ou irritável. Os antigos descreviam essas condições admiravelmente como os quatro humores, o sanguíneo, o melancólico, o fleumático e o colérico.

Já foi abundantemente demonstrado por fisiologistas que os estados emocionais afetam a composição química do sangue. Percebe-se gradualmente que essas mudanças são provocadas pela mediação das glândulas endócrinas, que podem ser chamadas de cérebro emocional, assim como a massa cinzenta dentro do crânio pode ser chamada de cérebro sensório-motor. Segue-se, portanto, que, se por alguma interferência em seu funcionamento, as glândulas produzirem uma composição sanguínea correspondente àquela produzida por elas quando determinado estado emocional está dando o seu estímulo especial, o indivíduo experimentará as sensações físicas associadas ao estado emocional correspondente. Sua mente procederá para ajustar-se a essas condições explicando-as, por meio da imaginação, da melhor maneira possível. Assim, se houver um estado do sangue característico da condição de medo, imagens de medo surgirão na mente. É sobre essa base que as insanidades orgânicas produzem os seus estados mentais característicos.

Quer o estado emocional seja devido a uma causa mental ou física, o resultado é o mesmo para o paciente. As insanidades orgânicas se distinguem das funcionais apenas por sua origem. Uma insanidade orgânica tende a se afastar mais do normal do que um distúrbio nervoso funcional, porque neste último ocorre um grau considerável de compensação, pois o paciente pode, em grande parte, se recompor e evitar ir a extremos desastrosos. Não é o caso de uma loucura orgânica, que segue para a sua conclusão lógica. É por essa razão que um neurótico, embora possa sofrer severamente, raramente tem um colapso completo, a menos que esteja seguro das necessidades da vida. O instinto de autopreservação o mantém de pé.

Tendo considerado as bases físicas e subjetivas dos distúrbios mentais, estamos agora em condições de avaliar com precisão o papel desempenhado pelo Invisível. O que acontece quando um neurótico se dedica ao ocultismo? Podemos responder melhor a essa pergunta considerando o que acontece quando uma pessoa normal pratica o ocultismo. Ela fica sabendo pela primeira vez da existência dos Mundos Invisíveis e começa a pensar sobre eles. Imediatamente ao fazer isso, entra em contato com esses mundos. A princípio, pode não ser capaz de percebê-los conscientemente; no entanto, os está sentindo subconscientemente, e eles o estão afetando. Sua vida mostra isso de mil maneiras ao observador atento.

Existem grandes forças movendo-se como correntes no Invisível, e somos atraídos para elas de acordo com a nossa afinidade temperamental. A personalidade violenta é atraída para a Corrente de Marte; a emocional e sugestionável, para a esfera de Luna. As influências dessas esferas atuam sobre as personalidades. Agora, o ocultista trabalhando sob um sistema adequado, sabendo que terá de enfrentar essas forças mais cedo ou mais tarde, pega-as uma a uma voluntariamente e, por meio dos rituais apropriados, as sintetiza dentro de sua própria natureza. Ele sabe também que cada aspecto tem o seu anverso. A Virgem Maria é refletida em Lilith. As religiões mais antigas sabiam disso, mas o cristianismo popular, que não tem raízes na tradição, esqueceu-se. O cristianismo protestante jogou fora o seu aspecto oculto durante a Reforma. Todos os panteões pagãos têm aspectos grosseiros de divindades, bem como aspectos etéreos. Precisamos procurar nos refugos da história as partes perdidas de nossa própria tradição se quisermos que nossa fé seja completa, e a linha de pesquisa mais proveitosa está na Cabala e na literatura gnóstica. A literatura da Gnose foi em grande parte destruída pela perseguição sistemática, mas na Cabala ainda nos resta um sistema completo. Os judeus, sendo estritamente monoteístas, não falavam de deuses, mas reconheciam uma hierarquia de anjos e arcanjos que é equivalente aos panteões pagãos. É por meio desses mensageiros etéreos que o Pai de Todos formou os mundos.

Consideremos mais uma vez a doutrina cabalística das Qlippoth, pois ela tem uma relação íntima com o problema da insanidade. A doutrina das Dez Sephiroth Sagradas, arranjadas em seu padrão correto para formar a Árvore da Vida, é inestimável para nos capacitar a conceber o Invisível. A Primeira Sephira está concentrada no Imanifesto, o Ponto dentro do Círculo. Ela emana a Segunda, que por sua vez emana a Terceira. Assim que uma emanou a outra, diz-se que essas duas estão equilibradas; mas quando a emanação está em processo, há um período de força desequilibrada. Isso, por assim dizer, ocorre espontaneamente no Cosmos e estabelece uma esfera própria, desconectada do sistema cósmico. Consequentemente, cada esfera do Cosmos tem sua contraparte no Caos, em miniatura, é verdade, mas ainda assim potente e funcional.

Cada esfera, no curso de sua evolução, constrói uma alma universal que é chamada por diferentes nomes em diferentes sistemas. No sistema cabalístico, os chamamos de Arcanjos, os Espíritos diante do Trono. A Esfera do Sol é representada por Rafael; a Esfera da Lua, por Gabriel. O Anverso Sephiroth, ou Qlippoth, constrói-se exatamente da mesma maneira. Nas Moradas do Inferno, esses dois são conhecidos como Disputadores e Obscenos, cujos nomes indicam suficientemente seus caráteres. A Esfera do Sol é também o ponto de manifestação do Messias ou Salvador na Terra. O Príncipe da Paz tem Seu reverso nos Disputadores. Quem já teve a Bela Visão não sabe a reação que se segue a ela, e a necessidade de sabedoria, autocontrole e paciência para lidar com as forças que são liberadas não só na alma como no ambiente? É por essa razão que os períodos de purificação e disciplina precedem todas as revelações. Devemos manter a vigília antes de podermos nos sentar para participar do banquete.

A Consciência, emanada da Esfera da Terra, sobe diretamente para a Esfera da Lua. Essa é a esfera psíquica negativa, feminina, receptiva. Dali ela passa para a Esfera do Sol. Essa é a esfera masculina, positiva, da consciência superior, a visão do profeta distinta da do sensitivo. Em ambos os lados, o caminho é flanqueado pelas Esferas da Sabedoria Hermética e da Beleza Elemental.

Essas Esferas, que têm a ver com os graus de iniciação, não precisam nos interessar nestas páginas. Vamos apenas nos ater às Esfera da Lua, Luna, a Senhora da Lua. Luna era representada pelos antigos sob diversas formas, como Diana, a casta caçadora, símbolo da sublimação, e Hécate, padroeira da feitiçaria e dos partos. Já notamos que as Qlippoth da Esfera de Luna são chamadas de Obscenas. Daí é que, quando a alma instável avança pelo Caminho de Saturno que atravessa o Astral e entra na Esfera de Luna, ela toca o seu aspecto Hécate e se encontra em contato com Gamaliel, os Obscenos, cuja chefe é Lilith, aquela que propicia sonhos lascivos. Precisamos, então, nos perguntar se Freud encontra os sonhos do neurótico repletos de imagens sexuais em suas formas mais pervertidas e degradadas. Os rabinos conheciam sua psicologia tão bem quanto Freud.

Como já foi observado, o neurótico é frequentemente um sensitivo, e o sensitivo é frequentemente um neurótico. O que podemos esperar que aconteça com a alma que recebeu iniciação em uma vida passada, retém subconscientemente o desenvolvimento psíquico assim conferido e se encontra encarnada em uma personalidade neurótica nesta vida? Ele ficará sob o domínio sombrio da Lua, e Lilith será sua soberana. Pelas portas mal ajustadas do temperamento neurótico, as forças do Abismo encontram entrada. Os complexos dissociados do Microcosmo são reforçados pelos complexos dissociados do Macrocosmo, pois é exatamente isso que as Qlippoth são.

Os ocultistas e seus admiradores ignorantes, os supersticiosos, sempre sustentaram que a insanidade tinha a ver com a possessão demoníaca. A medicina moderna contesta isso e declara que as várias manifestações da mente doente se devem inteiramente a processos psicológicos subjetivos.

Atualmente, essas duas escolas de pensamento são como dois acampamentos armados, preparados para a batalha e agitando as suas armas um contra o outro. Cada um está muito seguro das próprias razões para estar disposto a dar ouvidos ao outro. É minha convicção que um terreno comum pode ser achado para o encontro desses dois pontos de vista opostos. A psicologia demonstra o mecanismo da mente e pode explicar os processos mentais pelos quais as ideias do perturbado assumem a sua forma final. Ela pode mostrar a conexão entre essas ideias e os sonhos da mente normal. O que ela não pode explicar é a diferença fundamental entre esses estados subjetivos e a consciência normal de vigília. É aqui que o ocultista pode dizer ao psicólogo algo que vale a pena ouvir, pois ele pode mostrar como essas visões podem ser produzidas experimentalmente e à vontade por meio de magia cerimonial. E ainda mais importante, o ocultista pode mostrar como essas visões podem ser dispersadas e as faculdades psíquicas encerradas e seladas por completo.

Isso nos leva à parte prática de nossas considerações: até que ponto os métodos de magia ritual podem ser aplicados ao alívio da doença mental? Eles são, sem dúvida, paliativos, mas não produzirão uma cura permanente, a menos que a origem da condição mental perturbada seja encontrada e esclarecida. Se isso for feito, assim que dispersarmos os fantasmas, eles se reformarão, porque o estado mental do paciente os está invocando. Sob tais circunstâncias, nenhum círculo mágico pode ser mantido intacto. Assim que rompemos a relação com o Abismo, o paciente a renova.

Mas tais condições constituem um círculo vicioso. As forças qlippóticas com as quais um contato foi estabelecido irão ativamente desenvolver-se, e irão segurar a sua vítima quando forem feitas tentativas para desalojá-las. Nesta era racionalista, tendemos a nos esquecer de que existe algo como o mal organizado e inteligente. Se as causas físicas desse distúrbio foram esclarecidas, o foco séptico, erradicado, ou o tumor que pressionava a glândula endócrina, extirpado, e ainda assim a mente não voltou ao normal, um exorcismo geralmente produzirá resultados imediatos e marcantes.

No caso do neurótico, cujo problema está inteiramente na esfera da mente, um exorcismo é de enorme valor como preliminar ao tratamento psicoterapêutico adequado, porque limpa o terreno e evita a reinfecção, dando ao paciente a chance de ter um novo começo. É possível que os demônios qlippóticos obtenham uma influência hipnótica tão poderosa sobre uma vítima que ela seja impotente para quebrá-la por qualquer esforço de sua própria vontade, e que nem o tipo ortodoxo de psicoterapia possa tocar a raiz do problema. O exorcismo pode ter que ser repetido duas ou três vezes no decorrer do tratamento, porque as relações podem ser renovadas depois de terem sido quebradas. Mas, uma vez eliminados os complexos do paciente, eles não mais voltarão. Em todo caso, um exorcismo produz um benefício temporário marcante; durante a calmaria, o paciente tem a chance de se recompor, e as más influências são minadas. Um paciente corajoso, que coopera inteligentemente, raramente terá que ser exorcizado mais de três vezes, desde que as condições materiais sejam favoráveis. Já vi casos resolvidos com um único exorcismo e mantendo-se bem concluídos, de modo indefinido, desde que o paciente obedecesse às instruções e não tivesse nada a ver com o Invisível, seja lendo livros sobre ocultismo, seja associando-se a pessoas interessadas em tais assuntos; e também vi o Abismo restabelecer sua influência quando o paciente desobedecia às instruções e despertava as velhas vibrações.

Precisamos perceber que a consciência humana não é um recipiente fechado, mas, como o corpo, tem entrada e saída contínuas. As forças cósmicas estão circulando por meio dele o tempo todo, como a água do mar por meio de uma esponja viva. Qualquer estado emocional que surja dentro de nós é reforçado de fora. O eu subjetivo tem apenas a lenha; o Cosmos fornece o combustível. Uma vez iniciado o fogo, as forças cósmicas do tipo apropriado o atiçarão. Assim como o católico devoto é inspirado pelas influências de seu santo padroeiro, invocado pela oração, assim o neurótico é dominado por seu demônio obsessivo, invocado pelos pensamentos mórbidos do subconsciente dissociado. O ocultista sustenta que o princípio generalizado do mal tem os seus canais inteligentes, assim como o princípio organizado do bem tem os seus espíritos ministradores. Qualquer observador que considere os fenômenos de perturbação mental encontrará muito para apoiar essa hipótese.

A questão da obsessão é extremamente importante. A palavra é usada muito livremente nos círculos ocultistas, e acredita-se que signifique a retirada de uma alma de seu corpo e sua substituição por outra alma, mas duvido que seja uma representação verdadeira do que acontece. Sempre me pareceu que na obsessão não há a *substituição* real de uma alma por outra, mas o *domínio completo* de uma alma sobre a outra. É uma dominação hipnótica, e podemos explicá-la em termos da conhecida psicologia da hipnose, sendo o hipnotizador, no caso, uma entidade astral.

Existe uma operação na magia conhecida como "assumir a forma divina", na qual o operador se identifica com o deus na imaginação e assim se torna um canal para o seu poder. É um dos modos especiais da magia egípcia em que o sacerdote sempre usava uma máscara para representar a cabeça do animal simbolicamente atribuído ao deus que representava. Essa identificação imaginativa é um método bem conhecido no ocultismo e é frequentemente empregada para entrar na vida interior de uma planta ou de um cristal como um exercício mental. Os efeitos disso são muito marcantes e muito peculiares. Estou inclinada a pensar que é esse método, combinado com a hipnose, que é usado pela entidade obsessiva, que primeiro se identifica com sua vítima e então sobrepõe a própria personalidade à dela, obtendo assim um veículo de manifestação. Também sou da opinião, entretanto, de que é apenas em certos estados anormais, induzidos por doenças da mente ou do corpo, ou por algumas das operações mais drásticas de magia negra, que essa imposição pode ocorrer.

PARTE III
O DIAGNÓSTICO DE UM ATAQUE PSÍQUICO

CAPÍTULO 12
MÉTODOS EMPREGADOS PARA REALIZAR UM ATAQUE PSÍQUICO

Qualquer um que leia livros antigos sobre bruxaria, geralmente compilados pelos caçadores de bruxas profissionais a partir das confissões de supostas bruxas extorquidas sob tortura, descobrirá que os fenômenos descritos se enquadram em certas categorias amplas que são tão constantes em diferentes épocas e em diferentes partes do mundo, que ficamos com a impressão de que deve haver algum fogo por trás de tanta fumaça. Os registros do Estado sobre os julgamentos de bruxas na Escócia, os relatórios de um padre encarregado de extirpar a bruxaria no norte da Itália, os arquivos da Bretanha, as histórias de magia na literatura clássica e, finalmente, os relatos dos viajantes sobre as práticas dos povos primitivos de todo o mundo, todos corroboram uns os outros, concordando quanto aos fenômenos descritos, com as explicações dadas pelas bruxas sobre os seus métodos e as amplas divisões nas quais os fenômenos se enquadram.

Devemos primeiro levar em conta o uso de drogas, sobre as quais a Fraternidade Negra, em todas as épocas, tem conhecimento notável. Poções, unguentos e fumigações foram usados extensivamente, e, entre todos os ingredientes estranhos, misteriosos e maravilhosos dos quais eles foram compostos, de vez em quando encontramos substâncias que são conhecidas por serem medicinalmente potentes. A papoula, que dá sono e estimula sonhos, o cânhamo, que dá visões, as daturas, que causam perda de memória, grãos danosos que causam aborto, certos insetos que são poderosamente afrodisíacos, certas cascas que são efetivamente anafrodisíacas e, no Novo Mundo, os botões de certo cacto; todos esses elementos e muitos outros desempenham o seu papel nas poções mágicas das bruxas. Paracelso ganhou fama por dar fins medicinais a algumas das poções mágicas tradicionais. Os Bórgia ganharam infâmia ao empregá-las como venenos sutis que destruíam a mente sem necessariamente destruir o corpo. É relatado que o filósofo romano Lucrécio enlouqueceu por causa de uma poção mágica dada a ele por sua esposa para restaurar a ela os seus afetos perdidos. Existem receitas antigas de unguentos de bruxa que contêm ópio e cantáridas (um tipo de inseto). Não é difícil imaginar que tipo de sonhos surgiriam no sono assim induzido. C. S. Ollivier, em livro recente, *Analysis of Magic and Witchcraft* (Análise de Magia e Bruxaria), dá a opinião de que a assistência ao Sabá era frequentemente alcançada por meio de sonhos induzidos por drogas.

Venenos sutis também indubitavelmente desempenham papel na eficácia das maldições, sendo o método favorito fazer um talismã de bronze, cobre ou chumbo e prendê-lo discretamente no fundo de um recipiente para beber, ou de uma panela. Que efeito o talismã tinha é conjectural, mas não há dúvida sobre o efeito da dissolução constante de pequenas quantidades de chumbo e azinhavre na comida.

Embora todas essas coisas fossem uma parte, e uma parte considerável, do culto às bruxas, elas não podem, estritamente falando, ser consideradas um método psíquico de ataque, e apenas nos referimos a elas nestas páginas para que os seus efeitos possam ser excluídos do diagnóstico.

Existem três fatores em um ataque psíquico, qualquer um deles, ou todos, podendo ser empregados em determinada instância. O primeiro é a sugestão hipnótica telepática. O segundo é o reforço da sugestão pela invocação de certas forças invisíveis. O terceiro é o emprego de alguma substância física como *point d'appui*, ponto de contato, ou ligação magnética. A força empregada pode ser utilizada como corrente contínua, transmitida pela concentração mental do operador, ou pode ser reservada em uma espécie de acumulador psíquico, que pode ser um elemental artificial ou um talismã.

No Capítulo 2, consideramos com algum detalhe a psicologia da sugestão, e não precisamos repetir o que já foi dito, exceto para lembrar ao leitor que a essência da telepatia consiste na indução simpática da vibração. Os psicólogos experimentais já suspeitavam, desde sempre, que a emoção é muito semelhante à eletricidade; eles provaram conclusivamente que os estados emocionais alteram a condutividade elétrica do corpo. O ocultista acredita que a emoção é uma força de tipo elétrica e que, no caso do homem comum, ela irradia dele em todas as direções, formando um campo magnético; mas no caso do ocultista treinado, ela pode ser concentrada em um raio e direcionada. Supondo que seja capaz de concentrar toda a sua atenção em um único sentimento, inibindo todo o resto, você terá alcançado um estado emocional puro, não adulterado e não diluído. Toda força vital que entra em sua alma fluirá, portanto, nessa única subdivisão de um único canal, em vez das muitas ramificações dos três canais usuais mencionados anteriormente. A concentração será ótima, mas só será alcançada a um preço tremendo. É para atingir essa terrível concentração que os santos do Ocidente e os iogues do Oriente praticam uma torturante ascese. Você deve vender tudo o que possui para comprar essa pérola de grande valor, e um eco do método perdura na tradição dos contos de fadas de que a pessoa que encontra a pedra da sorte pode ter apenas um único desejo. Tal concentração é boa para um propósito, e apenas um. Podemos nos concentrar em uma cura ou em uma destruição, mas não podemos trabalhar em ambos simultaneamente; nem podemos mudar prontamente de um para o outro. Não podemos combinar os incompatíveis dentro dos limites de uma única vida. Ou seja, se nos concentramos em um trabalho de maldição e morte para realizar um ato de vingança, nossa raiva sendo saciada, não podemos reverter imediatamente o giro da alma e nos concentrar novamente em trabalhos de sabedoria e redenção. Podemos comparar a alma movendo-se com a maré da evolução a uma roda girando no sentido horário; e uma alma movendo-se contra a maré da evolução a uma roda girando no sentido anti-horário, ou reverso. A posição do eixo pode ser alterada de modo que a roda gire em qualquer ângulo sem que a direção de sua revolução seja afetada, mas o volante deve ser parado antes que o motor possa ser revertido, e um grande volante exige um grande esforço para ser detido. Além disso, para inverter o volante, temos que desligar o motor, parar o mecanismo. O movimento normal da alma é no sentido horário, para a frente, com a corrente da evolução. Precisamos pensar muitas vezes antes de tentar inverter esse giro, mesmo que momentaneamente, para empreender um trabalho de maldição e morte. O velho ditado "Vai haver o diabo!" diz bem a verdade. De fato, é questionável se existe uma reversão momentânea da direção. O momento, o impulso, deve ser verificado e trabalhado novamente antes que a reversão do giro possa ocorrer.

Forças muito poderosas podem ser desenvolvidas por essa concentração subjetiva da própria mente, mas forças ainda maiores podem ser disponibilizadas se aplicarmos o equivalente mecânico da engrenagem; se, em outras palavras, enquanto essa tremenda concentração está sendo mantida, captamos os contatos da força cósmica correspondente. Usamos os poderes da mente humana como motor de partida e, assim que a sua roda motriz menor está girando alegremente, acionamos a embreagem do motor, do mecanismo principal. Há um breve período de luta enquanto a pequena máquina força as relutantes alavancas da grande máquina, então o vapor dispara e o motor retoma o seu trabalho. Depois disso, é só engatar as marchas e dirigir – se você for capaz! Assim é com a magia cerimonial.

Consideremos o caso concreto de alguém que quer valer-se de uma força de combate, uma força belicosa. Ele recorreria a uma cerimônia do planeta Marte. Portanto, reuniria em seu templo tudo o que fosse apropriado para Marte. Cobriria o seu altar com um pano escarlate; ele próprio usaria um manto escarlate. Todos os seus instrumentos mágicos seriam de ferro, e sua vara de poder seria uma espada simples e desembainhada. Sobre seu altar ele colocaria cinco velas, cinco sendo o número de Marte. Em seu peito estaria o símbolo de Marte gravado em um pentágono de aço. Em sua mão estaria um anel de rubi. Ele queimaria enxofre e salitre em seu turíbulo. E então, de acordo com o trabalho em mãos, invocaria o aspecto angélico ou demoníaco da Quinta Sephira, Geburah, a esfera de Marte. Ele invocaria o nome da divindade em Geburah, invocando o Deus das Batalhas para ouvi-lo, ou o arquidemônio da Quinta Morada Infernal. Tendo realizado essa poderosa invocação, ele então se ofereceria, a si próprio, sobre o altar como o canal para a manifestação da força.

Existem muitas fórmulas projetadas para permitir que uma força seja trazida sem a necessidade de o próprio mago ser o canal. Na minha opinião, elas são todas absolutamente ineficazes; o único substituto possível para o próprio mago é um médium de transe. É por essa razão que a magia ritual frequentemente falha em atingir seus objetivos. Você não pode fazer uma omelete sem quebrar os ovos, e, se quer ser um mágico, tem que "fazer tudo", ir até o fim. Quando se trata de trazer à tona o aspecto angélico de uma força, a questão é clara. Ser o canal de tal força é um grande privilégio e uma iniciação em si. O operador deve simplesmente eliminar de sua natureza todas as incompatibilidades e manter a concentração sem vacilações. O pior que pode acontecer é que não consiga obter resultados. Mas quando se trata de trazer o aspecto demoníaco de uma esfera, a questão é totalmente diferente. Pouquíssimas pessoas se importam em se oferecer para a manifestação de uma força como Asmodeus. Não acredito que exista algum dispositivo confiável para invocar os demônios sem ser obsidiado por eles, exceto o método de Abramelin, que envolve seis meses de preparação e só é operado após se ter alcançado o conhecimento e a familiaridade do Sagrado Anjo Guardião. A beira do Abismo está bem protegida. Não é possível disparar uma arma e evitar o coice dela.

Tendo invocado e concentrado a sua força, o nosso feiticeiro deve considerar seu alvo. Ele tem que entrar em contato astral com sua vítima. Para fazer isso, deve formar um relacionamento, não tão fácil quanto se pode imaginar. Primeiro, tem que encontrar a vítima e estabelecer um ponto de contato em sua esfera, e então, trabalhando a partir dessa base, conseguir perfurar sua aura. Uma força sem foco não é muito útil. Um foco tem que ser definido. O método usual é obter algum objeto impregnado com o magnetismo da vítima pretendida, uma mecha de cabelo, apara de unha ou algo habitualmente usado ou manuseado por ela. Tal objeto está magneticamente conectado com seu dono, e o feiticeiro pode traçar a trilha e assim entrar na esfera de sua vítima e estabelecer um relacionamento, uma ligação. Ele então procede como qualquer outro praticante da sugestão que conseguiu colocar a vítima nos primeiros estágios da hipnose. Por meio do vínculo magnético, ele manipulou a atenção psíquica da vítima, que ouvirá suas sugestões subconscientemente. Agora resta saber se as formas-pensamento assim plantadas criarão raízes ou serão expulsas da mente. Em qualquer caso, a vítima fica perturbada e inquieta.

Se um vínculo magnético não pode ser obtido, o praticante de magia negra tem que recorrer a outros dispositivos. Um dos mais comuns é a Substituição. Algo é escolhido, e, por meio de cerimonial, é identificado com a pretendida vítima. Por exemplo, um pequeno animal pode ser batizado com o nome da vítima e depois imolado, geralmente com tortura, enquanto o operador se concentra na personalidade do original. O antigo artifício de fazer uma imagem de cera e derretê-la diante do fogo, ou cravar pregos em uma estátua de madeira batizada com o nome da vítima, é frequentemente encontrado nos registros de julgamentos de bruxas. Cravar pregos não tem, de fato, nenhum efeito concebível sobre a vítima, mas ajuda a concentração do operador.

O método do talismã também é empregado em várias formas. Um talismã é um símbolo que representa certa força, ou uma combinação de forças, representado sobre uma substância adequada e magnetizado por ritual. Ele pode ser feito de qualquer coisa que retenha o magnetismo; metais, pedras preciosas ou pergaminho são geralmente empregados; o papel é menos eficaz, a menos que seja colocado em uma caixa de metal. Água e óleo podem ser efetivamente magnetizados, mas logo perdem a potência. Um talismã é feito invocando a força necessária, como já descrito, e então concentrando-a sobre o objeto preparado, que é colocado pronto sobre o altar antes que a evocação comece.

Um talismã assim feito deve ser levado à esfera magnética da vítima. Conta-se que a Sra. Burton, ansiosa por converter seu marido, livre-pensador, o famoso Sir Richard Burton, o grande explorador, costumava fazer com que seu padre abençoasse pequenas estátuas dos santos e as colocasse nos bolsos de suas roupas. Um estratagema semelhante é usado pelos trabalhadores e praticantes do ocultismo negro. Objetos magnetizados são colocados nos quartos habitualmente ocupados pela vítima, ou enterrados em seu caminho, de modo que ela deve passar por eles com frequência. Esses talismãs do mal não só funcionam por seu próprio poder, mas também servem ao feiticeiro como um ponto de concentração para as suas meditações.

Efeitos nocivos também são produzidos por objetos que foram usados em magia negra e ficaram impregnados com as forças que foram empregadas para gerar tal magia. Probabilidades, extravagâncias e fins de equipamentos mágicos aparecem em alguns lugares estranhos. Eu estava presente em um leilão em uma cidade do interior quando os doze signos do Zodíaco, cuidadosamente pintados em um quadro-negro, foram colocados à venda. Vários de meus amigos pegaram tesouros mágicos, como lâmpadas de altar e queimadores de incenso que obviamente saíram de lojas de rituais, mas o prêmio da coleção foi uma vara mágica que foi leiloada junto a um feixe de tenazes. Grandes cristais para vidência são frequentemente vistos em lojas de antiguidades. Todas essas coisas precisam ser cuidadosamente desmagnetizadas antes de serem trazidas para a esfera psíquica de alguém.

Certa vez, participei de uma série de experimentos psíquicos que estavam indo muito bem, quando, sem motivo aparente, as coisas deram errado e houve uma considerável reviravolta. Não sabíamos na época, mas soubemos mais tarde, que o dono do apartamento onde eles estavam havia obtido a posse de uma espécie de tapete que havia sido usado em magia ritual por um ocultista que apenas a maior clemência poderia chamar de duvidoso.

O elemental artificial é realmente a base da eficácia das maldições. Nesse caso, nenhuma substância física é empregada, mas uma porção do Akasha é moldada em uma forma definida e assim mantida pela vontade do operador até que, por assim dizer, "se solidifique". Nesse molde é despejada a energia concentrada do operador, algo de seu próprio eu entra nele. Essa forma é a sua alma, e é como um torpedo autodirecionado que se move em uma curva em direção a um alvo escolhido. Ou o operador, se for um mago experiente, pode deliberadamente animar essa forma-pensamento com essência elemental, que é a substância bruta e indiferenciada da vida extraída de um ou outro dos reinos elementais. É para isso que a maldição é invocada em nome de algum ser. O amaldiçoador declara: "Eu te amaldiçoo por isso e aquilo".

Essa é a forma de evocação que chama a essência animadora para a forma-pensamento, criando assim um elemental artificial dotado de vida própria e independente.

Se quisermos saber algo sobre a eficácia das maldições, temos apenas que considerar o registro dos homens que estiveram ligados à abertura da famosa tumba de Tutancâmon. Existem muitos outros casos igualmente bem autenticados e documentados.

Alguém pode ficar exposto a aborrecimentos ocultos frustrando ou, de alguma outra forma, caindo em conflito com um ocultista inescrupuloso, ou envolvendo-se com uma fraternidade oculta duvidosa. No caso de uma briga com um ocultista, além dos motivos humanos comuns para abuso de poder, deve-se levar em consideração o fato de que um adepto que não é dos mais brancos e puros quase sempre sofre daquela desagradável doença psíquica de "hipertrofia do ego". Ele amará o poder por si só e tomará qualquer deserção por parte de um antigo seguidor, ou qualquer resistência à sua vontade imperiosa, como um insulto pessoal ou até mesmo como uma injúria. Com uma mente treinada, um pensamento raivoso causará danos, e conheço casos de ocultistas que, por puro ressentimento e melindre, chegaram a extremos de despeito, praticando maldades. Só podemos esperar que eles não acreditassem realmente na eficácia do que fizeram e estivessem apenas jogando para a audiência "*pour incentiver les autres*" e garantir a lealdade entre seus torcedores.

Outra coisa particularmente desagradável para esse tipo de adepto é qualquer tentativa por parte de um aluno que rompeu com ele de fazer uso do que lhe foi ensinado. Parece que não há nada que um guru ciumento não faça para esmagar o seu discípulo psiquicamente.

Em um caso que chegou ao meu conhecimento, uma cantora de concerto havia recebido um "tratamento" para melhorar a voz com uma espécie de adepto. Ela finalmente decidiu que não gastaria mais dinheiro com esse empreendimento e disse isso a ele na visita que decidira ser a última. Ele concentrou o olhar nela e disse-lhe que, se ela terminasse com ele, assim que subisse ao palco do show, veria o rosto dele no ar à sua frente, e sua garganta se fecharia e ela seria incapaz de emitir um som, e que essa experiência horrível ocorreria toda vez que ela tentasse cantar, até que ela voltasse para ele e continuasse a fazer "tratamento" (a um bom valor por hora). Essa potente sugestão hipnótica provou ser eficaz, e a carreira dela quase chegou ao fim, até que o feitiço foi quebrado.

A carta a seguir contém uma experiência muito esclarecedora e é muito valiosa, não apenas pelo relato de um ataque psíquico, mas também pela descrição da maneira como o ataque foi combatido.

"No inverno de 1921-1922, foi-me dito (dos Planos Interiores) 'Nós vemos a sua iniciação na Ordem do Cristo'. Não entendi muito claramente e esperei.

"Em junho de 1922, um oriental, chefe de uma grande ordem religiosa, veio me ver (eu estava morando na Suíça). Vamos chamá-lo de Z. Eu esperava grandes coisas dele e o considerava uma espécie de mestre. Sabendo que ele havia conhecido Abdul Baha, pensei em agradá-lo colocando a foto de Abdul em minha parede, mas, quando Z. entrou em minha sala, vi imediatamente que ele não havia gostado muito da ideia. Conversamos um pouco, e ele me fez várias perguntas. De repente, me ofereceu a iniciação em sua Ordem. Fiquei surpresa, confusa, e não senti meu consentimento *interior*. Disse que deveria refletir. Mais tarde uma intuição (?) veio até mim, e eu disse: 'A sua Ordem é a Ordem do Cristo?'. Ele respondeu: 'Sim, é'. Contei-lhe minha experiência (relatada anteriormente) e aceitei a iniciação; mas eu tinha a convicção *interior* de que nem tudo estava certo.

"Não senti nenhuma resposta interior a vários incidentes durante a iniciação e comecei a invocar mentalmente e sinceramente o Cristo, e continuei fazendo isso até o final da cerimônia (fiquei sabendo depois que ele dissera a um de seus discípulos que eu havia aceitado a iniciação, *mas não o Mestre*).

"Demoraria muito para relatar outros detalhes menos importantes, então passo para o nosso segundo encontro, durante o qual ele me pediu várias vezes para deixar a cidade onde eu estava e acompanhá-lo no trabalho ativo. Dessa vez, ouvi claramente a voz interior; ela disse 'Não'. De repente, ele falou: 'Sente-se na minha frente; vou curar você' (eu estava muito mal de saúde na época). Ele fixou os olhos nos meus com um forte olhar de comando. Mentalmente invoquei o Cristo e senti formar ao meu redor uma espécie de concha, de casca. 'Pronto', disse ele, 'eu te curei'. A voz interior disse: 'Não'.

"Bem, ele foi embora, e passei por um 'momento ruim', pois tive a sensação de que nem tudo estava bem, embora não suspeitasse de algo maligno (como não suspeito ainda hoje).

"Escrevi o relato desse encontro para uma amiga, e uma carta dela cruzou-se com a minha. Ela me disse que, na época do meu encontro com Z., do qual ela não sabia, ela fora *instruída* a se juntar ao nosso professor espiritual para me ajudar. Ela se retirou dos Planos Externos e então percebeu que poderosas forças hipnóticas estavam agindo sobre mim em ondas. Repetidas vezes ela teve de usar todo o seu poder espiritual para me ajudar a enfrentá-las, mas finalmente 'ficamos em pé sobre uma rocha, banhadas em luz e livres'. Minha carta deu a ela a chave; mas ela respondeu: 'Cuidado, Z. vai tentar de novo. Ele percebeu que fora impedido; e ele tentará nos Planos Interiores da próxima vez'.

"Agora vem a grande experiência. Algumas semanas depois, à noite, tive uma visão muito vívida, parecia; mas foi uma experiência real. Eu estava no meio de um grupo de sete ou oito pessoas das quais vi duas claramente. À minha esquerda estava uma mulher inteiramente coberta de preto, mas ela era uma figura surpreendentemente clara, apesar de tudo. À direita estava Z. Ele disse: 'Agora darei a ela a segunda, a iniciação superior'. E ele agarrou meu braço direito com força. Mas me desvencilhei e, ficando ereta e calma, disse (agora posso me ouvir): 'Antes do início desta cerimônia, desejo fazer uma declaração. Não posso permitir que nada nem ninguém se interponha entre mim e o Cristo'. Houve um lamento, um movimento de mãos, e tudo desapareceu.

"Logo depois que rasguei meu cartão de iniciação, tirei Z. da mente e não tive nenhuma experiência pessoal consciente com ele desde então.

"Mas eu o apresentei a um jovem músico francês de alto nível social, a quem ele achou muito do seu agrado (vamos chamá-lo de F.). Há uma grande amizade entre F. e mim, e naquela época ele precisava de alguma música oriental para uma de suas composições – por outro lado, ele poderia ter sido extremamente útil para Z., por quem se sentira fortemente atraído. Depois de minha própria experiência, comecei a ficar muito alarmada, mas senti que não era forte o suficiente para lidar com a situação, então não disse nada a F., mas orei para que ele fosse protegido de todo mal. Pouco depois, F. me contou em suas cartas várias experiências astrais. Em seus sonhos, ele estava passando por todo tipo de coisa desagradável, e vozes diziam para ele: 'Peça a Z. para ajudá-lo. Ele poderá ajudar'. Então ele percebeu minha presença e começou a invocar o Cristo (tudo isso em seu sonho), e tudo desapareceu. Isso tudo aconteceu mais de uma vez. Somente quando o encontrei novamente, contei-lhe minha própria experiência.

"Devo acrescentar que um amigo com poder psíquico veio me ver nesse momento e disse: 'Na semana passada, à noite, vi você três vezes. Você me pediu para ajudá-la a salvar um jovem que estava em perigo. O que isso significa?'."

O caso indica claramente o uso deliberado de poder mental por Z. Sua pretensa "cura espiritual" era uma tentativa óbvia de hipnose. Minha correspondente diz definitivamente que nunca suspeitou que ele tivesse qualquer propósito maligno; ao contrário, ele estava agindo corretamente de acordo com suas luzes. Sustento, no entanto, que qualquer tentativa de dominar os outros, ou de qualquer forma manipular suas mentes sem o seu consentimento, é uma intrusão injustificável em seu livre-arbítrio e um crime contra a integridade da alma. Como podemos julgar as necessidades espirituais íntimas de outras pessoas, especialmente se esses outros não escolheram confiar em nós? Que direito temos de invadir a sua privacidade espiritual e enfiar nossos dedos manipuladores nas rodas de seu ser mais íntimo? É uma prática tão comum enviar os nomes das pessoas aos círculos de cura com um pedido de concentração, sem tomar a precaução preliminar de pedir a sua permissão, que ouvi ser anunciado, do palco de uma grande reunião pública espiritualista, que apenas os casos que tivessem o consentimento da pessoa por escrito poderiam ser levados em consideração.

Felizmente para todos os envolvidos, os procedimentos em tais "círculos de cura" são geralmente tão fúteis que ninguém precisa se preocupar em ser alvo de sua concentração, mesmo que estejam tentando matar. O princípio, no entanto, permanece, e só posso registrar a minha opinião mais uma vez, como já registrei muitas vezes, de que tal procedimento é uma violação ultrajante das boas maneiras e da boa-fé, e contrário a toda tradição oculta. Acho que posso dizer honestamente que nunca desejei direcionar as grandes correntes de destruição sobre os meus companheiros ocultistas, mas há alguns deles que eu gostaria de colocar de bruços sobre meus joelhos e lhes dar umas palmadas!

CAPÍTULO 13
OS MOTIVOS DO ATAQUE PSÍQUICO I

Observamos, em um capítulo anterior, que a maneira mais simples de descobrir se a vítima de um suposto ataque psíquico está romanceando ou não é procurar motivos e, se não forem discerníveis, dar à imaginação o benefício da dúvida. Os motivos comuns de ganância, luxúria, vingança e medo de traição não precisam de discernimento psíquico para serem descobertos, pois são perceptíveis a olho nu. Existem outros motivos, no entanto, que podem estar operando em círculos ocultistas, mas que passariam despercebidos pelo investigador comum.

Os velhos livros de encantamentos que chegaram até nós, principalmente por meio da ala dos criados, estão repletos de receitas para conquistar o amor do sexo oposto. Os grimórios antigos fornecem prescrições rituais mais elaboradas, e os relatos de julgamentos de bruxas contêm acusações frequentes da mulher sábia que, por consideração, se comprometeu a direcionar as afeições de alguém para uma pessoa pela qual ele aparentemente não tinha predileção natural. Essas operações devem ser levadas a sério ou devemos classificá-las com as pílulas contra obesidade que reduzem o peso sem fazer dieta?

Já nos referimos aos antigos filtros do amor. Os antigos conheciam bem as drogas afrodisíacas que excitam a paixão sexual. Mas os modernos também não as ignoram completamente, como revelam anúncios cuidadosamente redigidos em certas publicações ocultistas. Existem empresas na França especializadas na fabricação de chocolates que contêm doses mascaradas dessas drogas. Esses produtos ganharam publicidade recentemente devido à morte de duas meninas e de um homem, causadas por ingestão de doses excessivas. Existem coquetéis e aperitivos em uso neste país contendo ingredientes chamados "tônicos" cujo efeito é bem conhecido. Se não são "filtros de amor", o que são?

Não nos ocupamos nestas páginas com métodos que pertençam apenas ao plano físico, mas esses assuntos merecem menção porque há motivos para crer que em mais de uma ocasião, mesmo neste país, os afrodisíacos foram empregados como auxiliares das práticas ocultas. Havia certa empresa que começou a anunciar extensivamente e estava construindo um bom negócio que poderia ser chamado de "artigos diversos de ocultismo". Entre outras preparações que eles forneciam, estava um "Incenso para a operação de Vênus". No entanto, a empresa acabou prematuramente por intervenção da polícia, indo ambos os sócios para a prisão.

Mas, além do uso de meios puramente materiais, não é difícil ver que usos poderiam ser feitos da influência mental nessa direção. Já vi vários casos que pareciam extremamente suspeitos, mas nessas questões é muito difícil chegar aos fatos. A forma de ataque é intangível e não deixa rastros, e a vítima pode não suspeitar e ignorar totalmente não apenas o lado psíquico do sexo, mas também os seus aspectos físicos e emocionais mais sutis. Além disso, aqueles que mais sofreram costumam falar menos. Ocasionalmente, pode-se ouvir falar da tentativa que foi frustrada. A tentativa bem-sucedida raramente vem à tona, porque a vítima tem tantos motivos para ocultá-la quanto o agressor.

Quando chegamos a práticas puramente ocultas, existem duas maneiras pelas quais o fim desejado pode ser alcançado: a pressão psíquica pode ser exercida sobre a pessoa desejada de modo que ela fique sob a influência do operador, ou a operação psíquica conhecida como *congressus subtilis* pode ser utilizada.

O que exatamente é o *congressus subtilis*? Teremos de saber muito mais do que sabemos atualmente sobre o lado oculto do sexo antes de podermos responder a essa pergunta. Em primeiro lugar, quais são os fatos, ou supostos fatos, do assunto? Os antigos tinham crenças muito definidas sobre o tema, e essas crenças muitas vezes podem nos dar uma pista, mesmo que não aceitemos as próprias explicações antropomórficas que as acompanhavam.

Acreditava-se que o arquidemônio Lilith tinha muito a ver com esses assuntos. De acordo com os cabalistas, Lilith foi a primeira esposa de Adão, costumava visitá-lo em seus sonhos enquanto ele ainda estava sozinho no Jardim do Éden, e o Senhor Deus ficou tão perturbado com esses acontecimentos que criou Eva como uma ação contrária. As bruxas recebiam atenções semelhantes do Diabo. Santa Teresa de Ávila registra que a própria Divindade a visitou. A Virgem Maria recebeu o Espírito Santo. Santo Antônio foi tentado por aparições de belos demônios femininos. Há muitos casos registrados de conventos inteiros sendo atacados pelo Diabo, que visitava suas freiras. George Moore, em estudo extremamente interessante sobre a vida em convento, *Irmã Teresa*, relata um surto de "contrapartes" entre as freiras mais jovens, nas quais elas formaram ligações com amantes angelicais, que supostamente eram as almas dos homens que se afogaram durante o Dilúvio. Lemos em *Gênesis* e no *Livro de Enoque* que os Filhos de Deus se casaram com as filhas dos homens, e que a raça demoníaca foi o resultado dessa união. O folclore de cada país fala de casos de casamentos, relações íntimas de humanos com elementais, geralmente com consequências desastrosas. A literatura clássica está repleta de histórias de visitas de deuses e deusas à humanidade. O que podemos dizer de todas essas histórias? Existe algum elemento neles além do conto de fadas e da satisfação de desejos? Podemos facilmente entender o motivo da freira que, desejando ocultar a identidade de seu amante, declara estar grávida do Diabo. Podemos igualmente compreender o estado psicológico do resto do convento que aceita a história e vê o Diabo em todos os cantos.

Deixe-me citar alguns casos que chegaram ao meu conhecimento pessoal e ver se à luz deles podemos separar o fato da fantasia. Certa vez, veio me visitar um jovem que estava apaixonado por uma mulher casada. Ele me disse que em várias ocasiões havia tido um sonho muito vívido de visitá-la, e ela simultaneamente sonhara em receber a visita dele. Ele estava ansioso para aperfeiçoar a técnica dessa operação, daí a visita a mim. Receio ter sido antipática e, consequentemente, não obtive mais informações sobre esse curioso experimento.

Um caso ainda mais curioso chegou ao meu conhecimento há alguns anos. Uma mulher me contou que, nos dias de sua juventude, havia sido prometida em casamento a um homem a quem era muito apegada e que foi assassinado enquanto trabalhava como missionário na África Ocidental. Tendo perdido o único homem que achava que poderia amar, ela consentiu em se casar com um primo de segundo grau que havia muito era apaixonado por ela, e que não era muito saudável. Sempre que ela tinha relações com o marido, visualizava a forma de seu antigo noivo. Ela mesma era baixa, morena e delicada. O marido, um parente consanguíneo, era de tipo semelhante ao dela, e ainda por cima aceitou o arranjo. Mas os três filhos deles eram homens loiros, altos e empertigados, do tipo nórdico, com forte semelhança com o homem morto. A veracidade dessa história me foi confirmada por um amigo da família.

Conheço pessoalmente dois supostos "trocados" (crianças defeituosas ou de mau gênio, que as fadas trocam pelas recém-nascidas). O menino tinha as orelhas pontudas de Pã, e, se alguém já pareceu ser filho do Diabo, era ele. A menina era uma criatura curiosa e fascinante, essencialmente não humana, e quando o seu filho nasceu veio ao mundo sem mais problemas, com tanta facilidade quanto um gatinho. Ambos os seres foram concebidos quando as suas mães estavam sob influência de bebida, e ambos foram caracterizados por uma insensibilidade marcante, que em um caso evoluiu para crueldade deliberada. Embora muito peculiares de se olhar, nenhum deles era minimamente defeituoso, sendo ambos, de fato, detentores de cérebros consideravelmente superiores aos da média.

Qualquer um que tenha algum conhecimento do aspecto esotérico do sexo sabe que a união é tanto etérica quanto física. É esse fato que constitui a verdadeira diferença entre a união normal e a masturbação, e explica por que a primeira é vitalizadora e harmonizadora, e a segunda é exaustiva e estressante. Não podemos conceber a possibilidade de alguém que pode projetar o corpo etérico, ou um ser cujo veículo mais denso é etérico, participar de uniões sexuais sob certas condições? E se aceitarmos a teoria da mediunidade, ou da obsessão, que é uma forma patológica de mediunidade, o que diremos sobre a possibilidade de uma união sexual enquanto um ou outro dos parceiros está sob controle? Que mutilador de alma poderia vir a encarnar sob tais condições?

A tradição medieval reconheceu duas classes de demônios que invadem o sono e os chamou de Íncubos e Súcubos. Eram ambos considerados responsáveis por sonhos lascivos. A psicologia moderna desconsidera os seus serviços e parece mais próxima da realidade. O médium, no entanto, é da opinião de que há algo na velha crença, e que as imaginações lascivas dos corações dos homens (e das mulheres, naturalmente) realmente produzem elementais artificiais de acordo com o método descrito em um capítulo anterior, e que esses elementais são algo mais do que imagens subjetivas, mas têm uma existência etérica objetiva e desempenham papel na gênese de certas experiências. Por exemplo, uma pessoa pode ter sonhos e fantasias de natureza lasciva, e esses podem dar origem às suas formas-pensamento características; essas formas-pensamento, agora existindo independentemente da mente que originalmente as concebeu, e estando na aura dessa pessoa, dão-lhe sugestões assim como qualquer outra forma-pensamento projetada telepaticamente da mente de outra pessoa poderia fazer. Pouco percebemos até que ponto nos damos sugestões telepáticas por meio de formas-pensamento projetadas. Somos, de fato, envolvidos por nossas próprias atmosferas, emanadas por nós mesmos. Lembro-me de ter ouvido quando criança que, se uma gaiola fosse pendurada imediatamente sob o dossel de uma antiga cama de quatro colunas, o pássaro seria encontrado morto pela manhã, envenenado pelo gás carbônico exalado pelas pessoas que estivessem dormindo ali. Pouco percebemos até que ponto somos envenenados psiquicamente por nossas próprias emanações de pensamentos imprudentes e maculados.

É bem sabido que o orgasmo ocorre nos sonhos, acompanhado de imagens oníricas apropriadas. Os antigos acreditavam que tal experiência se devia à ação de demônios. Os modernos acreditam que seja devido à tensão física. Não é geralmente sabido que existem pessoas, tanto homens quanto mulheres, que podem produzir a mesma reação voluntariamente apenas por meio de devaneios e sonhos. Não podemos nos perguntar se ela também não pode ser produzida por meio de sugestão telepática, e se isso não pode ter desempenhado algum papel nas operações de muitos covens?

Há outra fase curiosa desse aspecto do Caminho da Mão Esquerda, que chegou ao meu conhecimento por meio de um caso. Uma jovem, simplória e sem sofisticação, vivendo uma vida muito isolada com uma mãe viúva, foi consultar um conhecido médium, a quem chamaremos de Sr. X. No círculo em que tanto a Srta. Y. quanto o Sr. X. se moviam, havia outra figura proeminente e ilustre, a quem chamaremos de Sr. Z., que tinha a reputação de conhecer magia. O Sr. X. disse à Srta. Y. que havia lido os registros de suas vidas passadas e que havia um laço cármico entre ela e o Sr. Z., e que ela poderia ajudá-lo em seu trabalho derramando sobre ele seu amor e magnetismo. Ela foi instruída a meditar sobre o Sr. Z. todas as noites enquanto estava deitada na cama, até adormecer. Essa pobre moça, solitária e ingênua, entregou-se sem reservas a essa tarefa. Logo em seguida, porém, começou a ficar inquieta. O seu bom senso se impôs, pois ela descobriu que as meditações que era obrigada a realizar estavam tendo um efeito muito perturbador sobre ela; mas o Sr. X. aliviou seus medos e a chamou de volta para sua lealdade, assegurando-lhe que havia olhado para o futuro e visto que eventualmente o Sr. Z. se casaria com ela. A essa altura, ela tinha em mãos um caso de amor doloroso que a estava deixando muito infeliz e incapacitada para o trabalho. Várias cartas sobre o assunto foram trocadas entre a Srta. Y. e o Sr. X., sei disso porque eu mesma as li. Fiz o possível para convencê-la a desistir de tudo. O Sr. X. conseguiu convencê-la a continuar, jogando com os seus sentimentos e dizendo-lhe como seria terrível a situação do Sr. Z. se ela retirasse o seu apoio psíquico, e renovando a sua garantia de um laço cármico que resultaria em um casamento definitivo se ela fosse fiel. A Srta. Y., lamentavelmente angustiada e confusa, dirigiu-se a alguns dos líderes da organização à qual os três pertenciam. Essas pessoas apoiaram o meu conselho de que ela deveria interromper essas práticas, mas a persuadiram a entregar as cartas muito comprometedoras que estavam em sua posse. Tendo garantido isso, eles declararam que todo o ocorrido era imaginação da parte dela e, em vez de escolher expulsar esse par de canalhas de suas posições, permitiram que ambos continuassem normalmente em suas funções.

Esse seria um caso bastante estranho se fosse apenas um acontecimento isolado, mas não é. Outra mulher veio até mim nessa época em um estado que beirava a insanidade e me disse que ela também havia consultado o Sr. X., que lhe dissera que ela já havia recebido iniciação nos Planos Interiores, embora pudesse não estar consciente disso, e que as suas faculdades psíquicas estavam a ponto de desabrochar (uma observação rotineira da parte dele), mas, se ela quisesse fazer um progresso real no Caminho, deveria deixar de viver com o seu marido, e ele (Sr. X.) a colocaria em contato com a sua alma gêmea astral. A consequência desse precioso conselho foi destruir a casa dela e deixá-la transtornada. Um dia, caminhando no parque, ela encontrou o Sr. Z., e declarou que ele era o seu amante astral, uma declaração que o Sr. X. confirmou e embelezou com a informação de que o Sr. Z. também era o mestre que a iniciara.

Tentei convencê-la a encerrar toda a aventura e voltar para o seu marido, mas ela respondeu que nunca poderia fazer isso depois das experiências astrais que tivera. O Sr. X. restabeleceu a influência sobre ela, que deixou o endereço em que eu a conhecera, e nunca soube o que lhe aconteceu depois. Sua condição e estado quando a vi pela última vez eram deploráveis – estava emaciada, com os olhos arregalados, e se contorcendo com movimentos convulsivos.

Alguém acreditaria na história de uma mulher assim? Obviamente ninguém, *a menos que tivesse visto as cartas que eu tinha visto*. Nem é esse o único caso; uma colega de trabalho me contou sobre dois outros precisamente semelhantes que chegaram ao seu conhecimento em conexão com o Sr. X. São casos como esses que tornam o investigador honesto de fenômenos ocultos grato por haver em nosso livro de estatutos uma lei que permite aos magistrados lidar eficazmente com ocultistas que prostituem os seus poderes. É tão amplamente conhecido que nenhum iniciado pode usar as artes ocultas para obter lucro que é difícil simpatizar com as pessoas que pagam a algum ocultista de anúncios algum dinheiro e depois se veem sujeitas a aborrecimentos.

Que conclusões podemos tirar dos incidentes que relatei, cujos fatos posso atestar por conhecimento pessoal? Quatro mulheres são persuadidas a embarcar em um processo de meditação cujo objetivo é emitir força. A natureza da força a ser emitida é indicada pelo fato de que as mulheres casadas são instruídas a não viver com os seus maridos, e as solteiras são encorajadas a se apaixonar pelo homem que se torna o foco da operação. Esse homem é o chefe de um grupo de pessoas conhecidas por estarem ocupadas com o ocultismo prático e cerimonial. A conclusão que tiro é que um experimento oculto estava em andamento e que, independentemente das consequências para elas, essas mulheres estavam sendo usadas para realizá-lo, sendo o agente o conhecido médium, Sr. X., e o operador, o notório Sr. Z.

O mesmo grupo tem em sua conta uma série recorrente de escândalos relacionados com perversões antinaturais. Se isso fosse apenas um vício como tal, não estaria dentro do alcance destas páginas, mas parece ser usado sistematicamente como um meio de obter poder oculto. Quem conhece os aspectos mais profundos do ocultismo sabe que a força sexual é uma das manifestações da kundalini, a serpente de fogo que, segundo a filosofia tântrica, jaz enrolada na base da espinha, ou, nos termos do ocultismo ocidental, o plexo sacral. O controle e a concentração da força kundalini são partes importantes da técnica do ocultismo prático. Existe uma maneira correta de direcioná-la pelo controle do pensamento, cuja técnica expliquei em meu pequeno livro *The Problem of Purity*; mas há também outro método, que consiste em estimular essa força, e então direcioná-la para canais anormais onde ela não será absorvida, mas permanecerá disponível para propósitos mágicos. É por essa razão que, em certas formas da Missa Negra, o altar é o corpo nu de uma mulher que pode ainda estar viva ou ter sido sacrificada. A. E. W. Mason relata tal transação no livro *The Prisoner in the Opal* (O Prisioneiro na Opala).

Operadores menos experientes, no entanto, não podem controlar essa forma de força; assim que é gerada, ela tem que ir para a sua conclusão lógica.

Eles, portanto, empregam outro tipo de estímulo, não a mulher, mas o menino ou o jovem. A prática da pederastia ligada ao ocultismo é muito antiga e foi uma das causas da degeneração dos mistérios gregos.

Tratei desses assuntos com algum detalhe em outro livro meu, *Sane Occultism*. Detalhes dos casos reais podem ser encontrados em consulta aos arquivos de *Truth*, o jornal já mencionado.

CAPÍTULO 14
OS MOTIVOS DO ATAQUE PSÍQUICO II

É de conhecimento geral entre os ocultistas que não é agradável entrar em conflito com uma fraternidade oculta da qual alguém se tornou membro por meio de uma iniciação cerimonial e à qual está vinculado por juramentos. Como já vimos, a mente maligna de um ocultista treinado é uma arma desagradável; quanto não mais o será a mente grupal formada a partir de várias mentes treinadas, especialmente se concentradas por meio de rituais?

Porém, além da força mental individual dos membros de uma fraternidade, e além da força coletiva de sua mente grupal, há outro fator a ser considerado quando uma organização oculta genuína está envolvida em operações de proteção ou destruição. Toda organização oculta depende de seu poder de iniciar o que é chamado de seus "contatos", isto é, de um ou mais de seus líderes estarem psiquicamente em contato com certas forças. Se, além disso, a organização tiver uma longa linha de tradição atrás de si, uma coleção muito poderosa de formas-pensamento será construída em sua atmosfera. Toda cerimônia de iniciação contém, de uma forma ou de outra, o Juramento dos Mistérios, que obriga o candidato a não revelar os segredos dos mistérios nem abusar do conhecimento que eles conferem. Esse juramento sempre contém uma cláusula penal e uma invocação em que o candidato se submete a uma penalidade em caso de quebra de confiança, e invoca algum ser para cumprir a penalidade. Alguns desses juramentos são assuntos formidáveis e são administrados com todas as circunstâncias de solenidade que a encenação, a direção do palco, possa imaginar. A maneira como as fraternidades ocultas conseguiram preservar os seus segredos mostra quão raramente esses juramentos são quebrados.

No caso de uma disputa com uma fraternidade oculta, a força invocada nesse juramento pode entrar em ação automaticamente. Se o irmão recalcitrante está no espírito da tradição e são os seus chefes que estão errados, o poder invocado no juramento será uma poderosa influência protetora com a qual os próprios chefes irão colidir. Se, por outro lado, ele quebrar a confiança nos mistérios, essa corrente punitiva vingativa entrará em ação, embora a sua deserção possa passar despercebida. Fui informada, por uma testemunha ocular, de um incidente ocorrido em uma iniciação no qual o candidato, um homem aparentemente normal em todos os aspectos, após fazer o juramento da maneira usual, de repente gritou terrivelmente, assustando a todos, e ficou doente por algumas semanas, como se acometido de um grave choque nervoso, e nunca mais teve nada a ver com qualquer coisa que se relacionasse ao ocultismo. Nenhuma explicação sobre o incidente jamais foi dada. Eu mesma estava presente em uma ocasião em que um grupo de três candidatos estava sendo "preparado", e, de repente, foi notado, no decorrer da cerimônia, que o número de candidatos havia sido reduzido para dois. A investigação revelou que o terceiro havia se assustado e fugido.

O que aconteceu nesses dois casos, não sei; se houve violação da boa-fé ou se foi intencional, ninguém pode dizer; mas algo colocou o temor do Senhor nesses dois indivíduos de maneira bastante eficaz. Que tal choque não é inerente à cerimônia é provado pelo fato de que esses são os dois únicos casos em minha experiência, e já vi um número muito grande de cerimônias. Pessoalmente, quando recebi minha própria iniciação, senti como se tivesse chegado ao porto depois de uma viagem tempestuosa.

Outro homem que era intimamente conhecido por mim como um ocultista avançado foi expulso da Ordem a que pertencia, o porquê desconheço, mas pelo que vi dele, imagino que havia muitos motivos. Desafiando o seu juramento de iniciação, ele começara a trabalhar em uma loja independente. Foi aconselhado a desistir, e assim o fez, desmantelando seu templo. Mas imediatamente começou a construir outro, em um local cuidadosamente escondido; e dessa vez ele foi mais ambicioso, pois se preparou para tentar os Grandes Mistérios. Ele era um artesão extremamente hábil e fez todo o equipamento do templo com as próprias mãos, para que ninguém soubesse o que estava acontecendo. Escondido atrás das cortinas de renda de Nottingham, em uma rua comum no oeste de Londres, havia um belo e pequeno templo dos Grandes Mistérios. Ele completou esse projeto depois de alguns meses de trabalho árduo, sem ninguém saber, exceto aqueles de sua confiança imediata. Mas antes de começar o verdadeiro trabalho ritual, ele saiu para umas férias curtas à beira-mar, e lá teve um ataque cardíaco enquanto estava sentado na praia, vindo a morrer em quatro horas. Os segredos da Ordem não foram traídos ou revelados.

Outro homem que teve uma disputa com a mesma Ordem famosa imprimiu e publicou os seus segredos como um ato de vingança. Ele era um homem de boa posição social, riqueza considerável e habilidades literárias brilhantes, já se destacando como escritor. A partir desse momento, começou a descer a ladeira e chegou à pobreza e à desgraça. A maldição de Assuero parecia estar sobre ele, e ele foi perseguido de país em país, sem encontrar um lugar para morar. Nenhum editor aceita os seus livros, nenhum jornal os menciona.

Deixe-me finalmente contar minhas próprias experiências em uma escaramuça astral. Escrevi uma série de artigos sobre os abusos prevalentes nas fraternidades ocultistas, e esses foram publicados na *Occult Review* (e foram reimpressos no livro *Sane Occultism*). A minha escrita é em grande parte inspirada, muito dela "chega" sobre coisas das quais não tenho conhecimento prévio, e, nesse caso particular, evidentemente, eu divulgara muito mais do que sabia e imaginava, e me meti em sérios problemas. A minha primeira insinuação disso foi uma sensação de mal-estar e inquietação. Em seguida, tive a sensação de que as barreiras entre o Visível e o Invisível estavam cheias de fendas, por assim dizer, e continuei tendo vislumbres do Astral misturando-se com a minha consciência desperta. Isso, para mim, é incomum, pois não sou naturalmente sensitiva, e na técnica em que fui treinada somos ensinados a manter os diferentes níveis de consciência estritamente separados e a utilizar um método específico para abrir e fechar os portais. Como consequência, raramente se obtém psiquismo espontâneo. A visão de alguém se assemelha ao uso de um microscópio no qual se examina o material preparado.

A sensação geral de vago mal-estar e inquietação gradualmente amadureceu para uma sensação definida de ameaça e antagonismo, e logo comecei a ver rostos de demônios em lampejos, lembrando aquelas imagens que os psicólogos chamam pelo desagradável nome de hipnagógicas, lampejos de sonho que aparecem na mente, no limiar do sono. Eu não suspeitava de nenhum indivíduo em particular, embora percebesse que os meus artigos provavelmente haviam agitado alguém de maneira profunda; qual não foi minha surpresa, então, ao receber, de uma pessoa a quem eu considerava um amigo e por quem tinha o maior respeito, uma carta que não me deixou nenhuma dúvida quanto à origem do ataque e ao que eu poderia esperar se mais artigos fossem publicados. Posso dizer honestamente que, até receber essa carta, eu não tinha a menor suspeita de que essa pessoa estava envolvida nos escândalos que eu estava atacando.

Eu estava em uma posição um tanto difícil; havia disparado uma carga de estilhaços por princípios gerais e, aparentemente, "acertado" vários de meus amigos e confrades, causando um grande reboliço no "pombal". A minha posição era bastante complicada pelo fato de que eu não sabia tanto quanto eles aparentemente suspeitavam que eu soubesse; eu sabia, é claro, que esses abusos existiam esporadicamente no campo ocultista, como todos no movimento sabem; mas saber dessa maneira vaga é uma coisa, e apontar o dedo para casos específicos é outra. Evidentemente me deparei com algo muito mais considerável do que eu esperava. Me senti como o garotinho que, pescando peixinhos, fisgou um tubarão. Tinha que decidir se tentaria recuperar os meus artigos da *Occult Review* ou se os deixaria seguir o curso natural e assumir as consequências. Tive um impulso muito forte de escrever aqueles artigos, e agora podia ver por que o tinha feito. Terei algo a dizer em outro capítulo sobre os Vigilantes, aquela curiosa seção da Hierarquia Oculta que se preocupa com o bem-estar das nações. Certa parte de seu trabalho está aparentemente preocupada e se relaciona com o "policiamento" do Plano Astral. Muito pouco é realmente conhecido sobre eles. Alguém encontra o trabalho deles esporadicamente e junta as peças. Cruzei o rastro deles em diversas ocasiões, como contarei mais adiante. Sempre que a magia negra está em andamento, eles começam a trabalhar para colocar um freio em seus planos. Seja como for, cheguei à conclusão de que, em vista do que agora havia acontecido, o impulso que tive de assumir esse trabalho pode ter emanado dos Vigilantes. De qualquer forma, o trabalho obviamente precisava ser feito. Alguém tinha que lidar com esses focos de peste a fim de purificá-los, então decidi manter as minhas armas, as minhas ideias, e prosseguir até o fim, e assim deixei os artigos em questão seguirem o seu curso.

Logo algumas coisas curiosas começaram a acontecer. Ficamos desesperadamente aflitos com gatos pretos. Eles não eram gatos frutos de alucinações, pois nossos vizinhos compartilhavam da aflição, e trocamos condolências com o zelador da casa ao lado, que estava empenhado em empurrar bandos de gatos pretos para fora da porta e do parapeito da janela com uma vassoura, e declarou que nunca na vida havia visto tantos gatos, ou tão terríveis espécimes. A casa inteira estava impregnada do horrível fedor dos animais. Dois membros de nossa comunidade naquela época saíam para trabalhar todos os dias e, em seus escritórios, em diferentes partes de Londres, encontraram o mesmo fedor penetrante dos gatos.

A princípio, atribuímos essa perseguição a causas naturais e concluímos que éramos vizinhos próximos de uma fascinante fêmea felina, mas incidentes sucessivos nos fizeram sentir que as coisas não estavam exatamente no curso normal da natureza. Estávamos nos aproximando do equinócio de primavera, que é sempre uma época difícil para os ocultistas; havia uma sensação de tensão na atmosfera, e estávamos todos nos sentindo decididamente desconfortáveis e inquietos. Certa manhã, subindo as escadas depois do café da manhã, vi de repente, descendo as escadas em minha direção, um gato malhado gigantesco, com o dobro do tamanho de um tigre. Ele parecia absolutamente sólido e tangível. Olhei para ele petrificada por um segundo, e então ele desapareceu. Imediatamente percebi que era um simulacro, ou uma forma-pensamento que estava sendo projetada por alguém com poderes ocultos. Não que a aparição fosse muito reconfortante, mas era melhor do que um tigre de verdade. Sentindo-me realmente desconfortável, pedi a alguém de minha casa que se juntasse a mim e, enquanto estávamos sentados em meu quarto meditando, ouvimos o choro de um gato vindo de fora. Esse choro foi respondido por outro, e outro. Olhamos pela janela, e a rua até onde pudemos ver estava pontilhada de gatos pretos, e eles gemiam e uivavam em plena luz do dia como fazem nos telhados à noite.

Levantei-me, juntei minha parafernália e realizei um exorcismo ali mesmo. No final, olhamos pela janela novamente. Não havia um gato à vista, e nunca mais os vimos de novo depois. As visitas tinham chegado ao fim. Apenas a nossa população normal de ratos locais convivia normalmente conosco.

O equinócio de primavera estava agora sobre nós. Devo explicar que essa é a estação mais importante do ano para os ocultistas. Grandes ondas de forças estão fluindo nos Planos Internos, e elas são muito difíceis de controlar. Se houver problemas astrais, geralmente explode como uma tempestade nessa estação. Existem também certas reuniões que acontecem no Plano Astral, e muitos ocultistas assistem a elas fora do corpo. Para fazer isso, a pessoa tem que entrar em transe, e então a mente fica livre para viajar. É comum conseguir alguém que entenda esses métodos de trabalho para vigiar ao lado do corpo enquanto ele está desocupado, para garantir que não seja causado nenhum dano.

De maneira comum, quando um ataque oculto está acontecendo, a pessoa se apega à consciência desperta a todo custo, dormindo durante o dia e mantendo-se acordada e meditando enquanto o sol está abaixo do horizonte. Por má sorte, no entanto, fui obrigada a fazer uma dessas viagens astrais nessa estação. Quem me atacou sabia disso tão bem quanto eu. Portanto, fiz os meus preparativos com todas as precauções que pude pensar; reuni um grupo cuidadosamente escolhido para formar o círculo de observação e selei o local de operação com o cerimonial usual. Eu não tinha muita confiança nessa operação, dadas as circunstâncias, pois a minha agressora era de grau muito mais elevado do que o meu, e poderia passar por qualquer selo que eu pudesse estabelecer. No entanto, esse procedimento oferecia proteção contra pequenos aborrecimentos.

O método de fazer essas viagens astrais é altamente técnico, e não posso abordá-lo aqui. Na linguagem da psicologia, trata-se de uma auto-hipnose obtida por meio de um símbolo. O símbolo atua como um portal para o Invisível. De acordo com o símbolo escolhido, será a seção do Invisível à qual se obtém acesso. O iniciado treinado e experiente, portanto, não vagueia no astral como um fantasma inquieto, mas vai e vem por corredores bem conhecidos.

A tarefa de minha inimiga, portanto, não era difícil; ela sabia a que horas eu faria essa viagem e o símbolo que eu deveria usar para sair do corpo. Eu estava, portanto, preparada para a oposição, embora não soubesse que forma ela tomaria.

Essas viagens astrais são realmente sonhos lúcidos nos quais a pessoa retém todas as suas faculdades de escolha, força de vontade e julgamento. As minhas sempre começam com uma cortina da cor simbólica por cujas dobras eu passo. Assim que atravessei a cortina nessa ocasião, vi minha inimiga esperando por mim ou, se preferirmos outra terminologia, comecei a sonhar com ela. Ela apareceu para mim com as vestes completas de seu grau, que eram muito magníficas, e barrou a minha entrada, dizendo-me que, em virtude de sua autoridade, ela me proibia de usar esses caminhos astrais, essas viagens astrais. Respondi que não admitia o direito dela de fechar os caminhos astrais para mim porque ela estava pessoalmente ofendida, e que apelaria para os Chefes Internos, por quem ela e eu éramos responsáveis. Seguiu-se, então, uma batalha de vontades na qual experimentei a sensação de ser girada no ar e cair de uma grande altura, e me encontrei de volta em meu corpo. Porém, o meu corpo estava não onde eu o havia deixado, mas amontoado no canto mais distante da sala, que parecia ter sido bombardeada. Por meio do conhecido fenômeno de repercussão, a luta astral aparentemente se comunicou ao corpo, que deu uma cambalhota na sala enquanto um grupo agitado retirava os móveis do caminho.

Fiquei um tanto abalada com essa experiência, que não foi nada agradável. Reconheci que havia sofrido o pior e havia sido efetivamente expulsa dos caminhos astrais; mas também percebi que, se aceitasse essa derrota, a minha carreira no ocultismo chegaria ao fim. Assim como uma criança que foi jogada por seu pônei deve imediatamente se levantar e montar novamente se quiser cavalgar outra vez, eu sabia que a todo custo também deveria fazer essa jornada astral se quisesse manter os meus poderes. Então disse ao meu grupo para se recompor e refazer o círculo, porque deveríamos fazer outra tentativa; invoquei os Chefes Internos e saí mais uma vez. Dessa vez, houve uma luta curta e brusca, e consegui terminar. Tive a Visão dos Chefes Internos e voltei. A batalha havia terminado. Nunca mais tive problemas desde então.

Mas quando tirei a roupa para ir para a cama, as minhas costas doíam muito e, pegando um espelho de mão, examinei-as no reflexo e descobri que, do pescoço à cintura, eu estava marcada com arranhões como se tivesse sido arranhada por um gato gigantesco.

Contei essa história a alguns amigos meus, ocultistas experientes, que em certa época estiveram intimamente associados à pessoa com quem eu tivera esse problema, e eles me disseram que ela era bem conhecida por esses ataques astrais, e que uma amiga dela, depois de uma briga entre as duas, teve uma experiência exatamente semelhante, e também estava coberta de marcas de garras e arranhões. No caso dela, porém, ficou doente por seis meses e nunca mais tocou em nada relacionado ao ocultismo.

Há um epílogo curioso nessa história, que pode ou não ter relação com ela. Já contei a história da misteriosa morte ocorrida em Iona. De como o corpo dessa infeliz garota fora encontrado deitado nu em uma cruz gravada na grama. Nenhuma causa de morte foi encontrada, e o veredicto foi que ela havia morrido por exposição ao frio. Mas se ela estava perdida, como se deitou para morrer dessa maneira ritual, em vez de vagar? Por que tirou toda a roupa antes de sair de casa, cobrindo-se apenas com um manto preto? E por que levou consigo uma faca grande com a qual esculpiu a cruz na relva? Não conheço sua história posterior, pois a perdi de vista durante os últimos dois ou três anos de sua vida, mas, na época em que a conheci, ela estava associada à mulher a que me referi. As únicas marcas encontradas em seu cadáver foram arranhões.

PARTE IV
MÉTODOS DE DEFESA CONTRA ATAQUE PSÍQUICO

CAPÍTULO 15
ASPECTO FÍSICO DO ATAQUE PSÍQUICO E DEFESA

Já distinguimos os vários tipos de ataque psíquico, descrevemos os métodos que podem ser empregados para realizá-los e também observamos as várias formas de ilusão, fraude e autossugestão que podem complicar o problema. Estamos agora em condições de discutir a questão do diagnóstico. Vamos considerar todo o assunto do ponto de vista prático. Supondo que um estranho nos venha com a história de um ataque psíquico, qual deve ser o nosso procedimento?

Antes de mais nada, devemos ter em mente que há grande necessidade de cautela ao presumir que um ataque psíquico está sendo feito. Os ataques psíquicos são coisas relativamente raras. Não devemos presumir que estamos lidando com um até que tenhamos excluído todas as outras coisas que poderiam ser. Não faz muito tempo, me deparei com um caso de suposta obsessão que acabou sendo uma constipação negligenciada e que foi efetivamente exorcizada com óleo de rícino. Se houver quaisquer sintomas físicos, mesmo que não sejam mais do que uma cor diferente ou mau hálito, o diagnóstico deve ser feito por um médico qualificado, pois, mesmo que o problema tenha um elemento psíquico predominante, sua origem pode ser física. Os focos sépticos são realmente centros de decomposição e, como tal, abrem a porta para formas inferiores de vida elemental cuja função é auxiliar no retorno do pó ao pó. Impurezas na corrente sanguínea podem envenenar o cérebro. Novos tumores ou abscessos podem perturbar suas funções. Essas coisas só podem ser reconhecidas pela pessoa que compreende o corpo; diante de sintomas semelhantes, a pessoa treinada é a melhor pessoa, e a com o melhor treinamento é a pessoa certa, e o único lugar onde um treinamento adequado em diagnóstico pode ser obtido é em um hospital geral. Além disso, se as coisas correrem mal, a única pessoa que pode resolver é aquela cuja assinatura as autoridades aceitarão como algo verdadeiro e reconhecido. Supondo que o paciente seja lunático, o que o médico não qualificado fará com ele? Uma proporção muito grande dos casos de suposto ataque psíquico acaba sendo de casos de insanidade e histeria. A loucura incipiente é uma coisa muito difícil de detectar; a histeria é muito astuta e plausível; um médico que lida com a natureza humana em massa todos os dias da vida detectará qualquer uma dessas duas condições muito mais rapidamente do que o leigo que nunca as encontrou antes.

Pode-se objetar que é muito difícil encontrar um médico que tenha uma atitude simpática com o ocultismo. Argumentar assim é interpretar mal, falsear a questão. O médico não está sendo solicitado a cooperar com nenhuma operação oculta, mas sim a examinar a doença física e, se a encontrar, tratá-la. Ele não está mais preocupado com as medidas ocultas que são tomadas em benefício de seu paciente do que com a igreja que seu paciente frequenta.

Se o médico não encontrar nenhuma evidência de doença orgânica, ou alguma queixa como veias varicosas, que obviamente não podem ter relação com a condição mental, o caso pode ser considerado aprovado no primeiro teste, e podemos sentir que vale a pena tentar proceder à investigação psíquica. Se o caso for grave, ou o problema for antigo, o médico provavelmente descobrirá que o paciente está debilitado, mesmo que não haja nada definitivamente errado, e procederá ao tratamento adequado da condição. Isso é bom, pois quanto melhor for a condição física do paciente, mais controle mental e resistência ele terá. As poções para dormir, os soporíferos, porém, devem ser evitadas, se possível, e, se tiverem de ser administradas, então o paciente deve ser vigiado enquanto dorme por alguém que saiba manter uma guarda ocultista, e o quarto em que ele dorme deve ser purificado e selado. De maneira comum, se uma pessoa que está no astral se depara com um ataque oculto, ela volta para o seu corpo como um coelho para a toca e acorda como se tivesse saído de um pesadelo; mas se o sono se torna anormalmente profundo por uma poção para dormir, ele não pode acordar, e fica bloqueado no astral, por assim dizer, que é a última coisa que se deseja no caso de um ataque psíquico. Se uma poção para dormir for considerada essencial, pois é impossível ficar sem dormir indefinidamente, a pessoa que está vigiando ao lado do adormecido deve observar cuidadosamente quaisquer sinais de que o sono está sendo perturbado por sonhos e, se observar murmúrios ou espasmos, deve executar imediatamente os banimentos necessários e sussurrar no ouvido do adormecido sugestões calmantes e tranquilizadoras, como as que Coué recomenda que devem ser feitas no caso de crianças pequenas. Uma das características mais angustiantes de um ataque psíquico é que a vítima tem medo de dormir, porque sente que durante o sono está indefesa. Aqueles que leram a terrível história de Kipling *The End of the Passage* (O fim da passagem) podem se lembrar de que a vítima do ataque oculto nela descrito sempre ia para a cama usando esporas, para poder ferretear-se e acordar se estivesse lutando com o seu inimigo invisível durante o sono.

Há muito que pode ser feito no plano físico para ajudar a pessoa que está sofrendo de um ataque oculto, e podemos também considerar esses métodos físicos ao abordar o papel que pode ser desempenhado por um médico ao lidar com o caso. A luz solar é extremamente valiosa, porque fortalece a aura e a torna muito mais resistente. Muitas vezes as pessoas são aconselhadas a se retirar para o campo por causa disso, mas, para a vítima de um ataque oculto, ir para o interior do país pode não ser a coisa mais sábia, porque as forças elementais são muito mais potentes longe das cidades; se essa vítima é ameaçada por uma onda de forças atávicas, é melhor que se agarre à morada dos homens. O mar também é uma força elementar que é melhor evitar, pois a água é um elemento intimamente associado ao psiquismo. Grandes massas de água e altas montanhas devem ser evitadas na escolha de uma clínica de saúde para uma pessoa que sofre de problemas psíquicos. O melhor lugar é uma estação de águas no interior do país. Jogos, treinamento físico, massagem, tudo o que melhora a condição corporal é inestimável, mas longas caminhadas solitárias devem ser evitadas, porque muitas vezes há risco de suicídio. A pessoa que é vítima de um ataque oculto deve evitar a todo custo a solidão.

Existe outra medida muito simples que dá imenso alívio em casos de interferência psíquica. É óbvio que o ataque é feito por meio dos centros psíquicos, portanto, qualquer coisa que feche esses centros tornará a vítima relativamente imune. É bem sabido como o tipo de pessoa impassível e materialista pode viver impunemente em casas mal-assombradas que levam os sensitivos à loucura e ao suicídio. Também é bem sabido que o trabalho psíquico não pode ser realizado se houver comida no estômago; os melhores resultados são sempre obtidos em jejum. O corolário óbvio desses fatos é que, se quisermos manter os centros psíquicos fechados, não devemos permitir que o estômago fique vazio. A pessoa que está enfrentando um ataque psíquico não deve ficar mais de duas horas sem comer.

Certos centros psíquicos importantes estão na cabeça. Uma das maneiras mais simples de verificar sua atividade é tirar o sangue da cabeça. Isso pode ser feito efetivamente com um banho quente ou colocando os pés em água e mostarda quente. Outro centro psíquico importante é o plexo solar; durante um ataque psíquico, isso geralmente é sentido como tenso e angustiante. Uma grande garrafa de água quente, bem cheia, para que seja pesada e quente, colocada sobre o plexo solar, que é a largura de uma mão entre a boca do estômago e as costelas, efetivamente aliviará a tensão naquele ponto. Na verdade, a pressão sem calor também dará alívio, e conheço casos em que uma almofada firme mantida no lugar por um cinto ou espartilho proporcionou muito conforto.

Acima de tudo, os intestinos devem ser mantidos vazios enquanto se enfrenta um ataque psíquico, porque não há nada que coloque uma pessoa em tão grande desvantagem quanto o acúmulo de matéria morta dentro do corpo.

Todos esses remédios físicos simples estão prontamente disponíveis e são úteis. Eles não oferecem uma cura para patologias psíquicas, nem uma defesa completa contra ataques psíquicos, mas podem proporcionar grande alívio para o sofrimento; eles permitem que a vítima oponha uma resistência muito mais eficaz e, ao aliviar a tensão, aumentam a sua resistência. Em muitos casos de ataque psíquico, vence aquele que resistir por mais tempo; os ataques psíquicos por seres humanos não são coisas que podem ser mantidas indefinidamente, porque consomem muita energia.

Existe um velho ditado: "Nunca use uma pá grande se uma pá pequena servir". Os métodos físicos de defesa envolvem muito menos gasto de energia do que os psíquicos, portanto, é psiquicamente econômico fazer tanto uso deles quanto possível. Por que se preocupar em exorcizar os elementais da terra com um ritual se você pode fazê-lo com uma pílula?

A questão da dieta também deve ser considerada nesse contexto. A ampla propaganda da Sociedade Teosófica fez com que o vegetarianismo fosse considerado uma condição *sine qua non* do treinamento ocultista. Esse, no entanto, não é o caso. A tradição esotérica ocidental não faz do vegetarianismo qualquer parte de seu sistema, mas ensina que um homem deve participar com parcimônia e moderação da comida da terra em que se encontra. Pessoalmente, estou inclinada a pensar que o ocultismo e o vegetarianismo tendem a ser uma mistura imprudente para um europeu, sendo o resultado uma hipersensibilidade que torna a vida muito difícil em nossa civilização árdua.

O vegetarianismo deve ser totalmente compreendido e extremamente bem realizado para ter sucesso, e, mesmo assim, há uma boa proporção de pessoas que são incapazes de digerir proteínas vegetais, que não são tão facilmente assimiladas quanto as substâncias animais. Nada além de experiência e experimentação pode mostrar se uma dieta vegetariana é adequada para determinada pessoa. A indigestão não é a única indicação de que nem tudo está bem. A perda de apetite, a perda de energia, a perda de peso ou flacidez são sinais de perigo que, se desconsiderados, causarão doenças crônicas. O vegetarianismo pode combinar bastante com uma pessoa no início, mas, depois de um período considerável, possivelmente anos, ela pode descobrir que está ficando sujeita a neurites, nevralgias, dores ciáticas ou uma ou outra das dores nevrálgicas. Essa é uma indicação segura de que uma dieta vegetariana está fornecendo nutrição insuficiente, não porque não contenha as unidades alimentares necessárias, mas porque a digestão é incapaz de assimilá-las, e elas saem do corpo inalteradas. Quando houver uma história de dores nevrálgicas complicando um caso de distúrbio psíquico, eu estaria inclinada a suspeitar de desnutrição crônica como a causa de um psiquismo hipertrofiado. Em tais casos, provavelmente se descobrirá que um retorno gradual a uma dieta nutritiva mista trará redução da hipersensibilidade, os contatos indesejáveis que se formaram desaparecerão e a condição orgânica retornará ao normal. A mudança de dieta, no entanto, deve sempre ser feita gradualmente, para que a digestão não seja prejudicada.

Qualquer pessoa que esteja tendo problemas com distúrbios psíquicos deve interromper imediatamente todas as práticas ocultistas e deve trocar suas meditações habituais pelas orações de sua infância, ou métodos do Novo Pensamento. Não é hora de abrir os centros psíquicos quando há problemas astrais. A coisa a fazer em tais casos é voltar ao plano físico e parar lá resolutamente. Havia uma ilustração em um número antigo da *Punch* que, a meu ver, expressa exatamente a atitude correta para a pessoa afligida por problemas psíquicos. Em frente a uma cama de dossel antiquada está uma mulher feroz armada com um rolo de macarrão, e sob a saia se projeta a cabeça de seu esposo, que diz: "Você pode me bater, e você pode me quebrar, mas você não pode reprimir o meu espírito viril, pois não vou fugir daqui".

Se a vítima de um ataque oculto se concentra em coisas mundanas, ela se transforma em um osso duro de roer para qualquer feiticeiro. O que o feiticeiro deve fazer se, no momento em que está operando a Arte Negra, a sua vítima está no cinema local rindo às gargalhadas com as travessuras de Charlie Chaplin? Há um velho ditado que diz que um prego retira o outro. Se você tiver medo de perigos visíveis, pratique um esporte com um elemento de risco.

CAPÍTULO 16
DIAGNÓSTICO DA NATUREZA DE UM ATAQUE

Tendo considerado os fatores puramente físicos em uma perturbação psíquica, podemos agora passar à consideração de seus fatores genuinamente psíquicos. Devemos sempre ter em mente, entretanto, que o fato de a doença física ser encontrada não necessariamente elimina o fator psíquico. Uma condição física, como um estado anormal do sangue, pode causar uma forma baixa de psiquismo e colocar a vítima em contato com condições astrais malignas. A ciência pode chamá-lo de delírio ou alucinação, mas o ocultista chama de psiquismo patológico e pode fazer muito para aliviá-lo, seja fechando os centros psíquicos, seja excluindo as influências psíquicas malignas do ambiente do paciente para que os espíritos que ele vê sejam angélicos em vez de demoníacos, e lhe causem felicidade em vez de angústia. Os centros psíquicos abertos por uma corrente sanguínea enferma percebem qualquer coisa que esteja dentro de seu alcance de visão. Portanto, vamos garantir que nada, exceto o que é agradável, se aproxime deles. Podemos não ser capazes de mantê-los totalmente fora do alcance do Astral, mas, pelo menos, podemos garantir que as suas andanças sejam realizadas em uma parte segura e agradável do Astral. As pessoas não percebem até que ponto as divagações do delírio podem ser dirigidas e controladas por sugestões sussurradas no ouvido do doente. Podemos acompanhar o enfermo em suas andanças astrais e fazer ouvir a nossa voz entre as suas visões, por nosso conhecimento afastando as más presenças que o ameaçam e guiando os seus sonhos no caminho da paz.

No início de nosso diagnóstico, devemos distinguir entre três classes amplas de distúrbios psíquicos: aqueles que são subprodutos de doenças físicas, aqueles que são devidos à ação humana maliciosa e aqueles que são devidos à interferência não humana. O primeiro tipo deve ser prontamente detectado pelo médico se, como já foi aconselhado, recorrer-se a ele como medida preliminar essencial. Além disso, ele também será eficaz na eliminação das fraudes, pois as pessoas que se movem em círculos psíquicos e estão familiarizadas com a sua terminologia podem simular um ataque psíquico para obter dinheiro emprestado ou obter hospitalidade, ou por puro amor à notoriedade, um motivo muito mais comum para aberrações humanas do que geralmente se pensa. As fraudes geralmente desaparecem ou se recuperam rapidamente quando ameaçadas por um exame físico. Aqueles que decidem arriscar a sorte são rapidamente apanhados pelo homem que trabalhou no ambulatório de um hospital geral.

O diagnóstico que o ocultista deve fazer, portanto, consiste em distinguir entre o ataque de uma mente encarnada e o ataque de uma mente desencarnada. Existem duas maneiras pelas quais o ocultista pode fazer isso, e ele deve usar ambas, de modo que se contraponham. Ele deve conseguir pelo menos dois médiuns independentes para psicometrizar o caso, e ele mesmo deve fazer o próprio diagnóstico inteiramente a partir da história do caso interpretada à luz dos primeiros princípios. É um grande erro misturar o sensitivo e o cientista. Eles estão aptos a neutralizar um ao outro. Deixemos que uma pessoa faça o psiquismo e outra a observação, e que sejam tomadas as devidas precauções para evitar que os resultados da investigação clarividente sejam viciados por sugestão ou pela leitura de pensamentos de opiniões previamente concebidas e mantidas na mente de qualquer uma das pessoas envolvidas. Portanto, é bom enviar os sujeitos para psicometria no início de uma investigação ocultista antes que qualquer opinião seja formada.

Não é a coisa mais simples do mundo colher espécimes psicométricos adequadamente. Já vi um homem tirar do bolso uma mecha de cabelo pertencente a outra pessoa, tendo-a carregado consigo por alguns dias, e entregá-la para a psicometria. É claro que a mecha de cabelo estava tão completamente impregnada com suas próprias emanações que era inútil. Um espécime psicométrico deve ser algum objeto completamente impregnado com as vibrações de uma pessoa. Uma roupa usada recentemente e habitualmente, uma mecha de cabelo, uma peça de joalheria, tudo isso pode servir desde que seja devidamente preservado. Substâncias cristalinas, como pedras preciosas, retêm o magnetismo melhor do que qualquer outra coisa; os metais também são bons, sejam preciosos ou não. Um canivete, por exemplo, segura bem o magnetismo. A madeira conserva-o mal, assim como o papel, a lã, o algodão e a seda artificial, principalmente esta última. A seda e o linho são bons. A borracha é inútil. O vidro depende, para seus poderes de retenção, de sua forma. Se for cortado para refratar a luz, pode ser muito bom; se for liso e puramente transparente, como uma vidraça, é quase inútil. A pedra é razoável. A cerâmica é pobre. Um item trabalhado não é tão bom quanto um simples. Por exemplo, um anel cravejado não é tão bom quanto um anel de sinete. As cartas tendem a ser enganosas, porque muitas vezes contêm quase tanto do magnetismo do destinatário quanto do magnetismo do escritor. Alguns sensitivos podem trabalhar a partir de uma fotografia, mas esse método não é, estritamente falando, psicometria, pois a imagem mental evocada pela fotografia é usada para captar a imagem correspondente no éter refletor.

Deve-se ter muito cuidado ao colher uma amostra psicométrica, pois ela é facilmente contaminada pelo magnetismo de qualquer pessoa que a manuseie, que esteja próxima a ela ou que até mesmo pense nela concentradamente. Por exemplo, se, ao empacotar tal espécime para envio, você estiver remoendo o problema que ele apresenta e elaborando a sua própria teoria, o psicometrista pode captar a sua forma-pensamento em vez de ler as condições da pessoa a quem o objeto pertence. Os materiais usados para embalagem também devem estar livres de magnetismo. Eu sei de um caso em que o médium dissera que certa bugiganga pertencia a uma enfermeira ou a alguém que tinha a ver com hospitais. Na verdade, não pertencia a nenhum dos dois, mas fora embalada em algodão cirúrgico.

Ao embalar uma amostra psicométrica, faça-o da forma mais rápida e com o mínimo de manuseio possível. Pegue um pedaço de seda "virgem" preta ou branca (não colorida), grande o suficiente para servir como invólucro. Jogue-a sobre o artigo e enrole-a rapidamente, manuseando-o pela seda. No sentido ocultista, "virgem" significa algo que nunca foi usado para nenhum outro propósito. Por exemplo, você não deve usar parte de um vestido velho ou uma capa de almofada. Um artigo que não se presta ao manuseio por esse método pode ser apanhado com uma pinça ou com a ponta de uma tesoura e colocado sobre o quadrado de seda em que será embrulhado. Guarde o item embrulhado numa caixa de madeira, certificando-se de que o enchimento utilizado também seja virgem. Não se deve confiar no relatório de um único psicometrista. As amostras devem ser enviadas para pelo menos dois. Também é bom, ao enviar espécimes, e especialmente ao enviar uma hora de nascimento para um horóscopo, não permitir que o nome do paciente seja conhecido, para que não se espalhe a fofoca. Os astrólogos gostam muito de distribuir mapas astrais e discuti-los. Sei que algumas coisas muito desagradáveis aconteceram por essa razão.

Um horóscopo de alguém que entende a natureza do trabalho em mãos é de grande valor, pois a posição dos planetas nas casas celestiais serve não apenas como auxílio para o diagnóstico, mas também como um guia muito importante para o tratamento. É melhor, portanto, explicar ao astrólogo a natureza do caso e o tipo de informação que se deseja, para que ele possa examinar o mapa adequadamente. Um horóscopo, um mapa astral, é para um terapeuta ocultista o que um raio X é para um médico.

Enquanto espera por esses relatórios, e a sua mente ainda não é influenciada por eles, o ocultista deve fazer o próprio diagnóstico independente. Para isso, deve ter pelo menos duas entrevistas com o paciente. Na primeira, ele deve ouvir a história do caso, permitindo que o paciente apresente os fatos à sua própria maneira, sem orientação ou perguntas indutoras. Assim que o paciente sair, o operador deve escrever o histórico do caso com o máximo de detalhes que conseguir lembrar. É extremamente indesejável tomar notas na presença de um paciente, porque o deixa nervoso, pois ele sente que, nas palavras do tribunal, "tudo o que ele disser será anotado e usado como prova contra ele".

Na preparação para a segunda entrevista, o ocultista deve estudar esse registro cuidadosamente e ter os seus pontos e sequência claros na mente. Agora é a hora de questionar o paciente sobre quaisquer discrepâncias ou hiatos. Esse procedimento revelará o mentiroso, seja deliberado ou histérico, mais rápido do que qualquer outra coisa, pois as discrepâncias de sua segunda declaração serão claramente reveladas contra o registro escrito da primeira. Se ele estiver dizendo a verdade, as duas afirmações estarão de acordo. Se estiver distorcendo os fatos, logo se contradirá.

Lembre-se de que você está lidando com uma pessoa que tem algo de sensitiva ou neurótica, ou muito provavelmente ambos, em sua disposição, e que sua atitude em relação a ela, e até mesmo os seus pensamentos não expressos irão influenciá-la profundamente. Se ela sentir que você está duvidando da veracidade de suas palavras, perderá a autoconfiança e começará a pensar que suas experiências podem, afinal, ser frutos da própria imaginação. Consequentemente, suprimirá coisas que podem ser muito importantes do ponto de vista diagnóstico. É nessa enxurrada de detalhes relevantes e irrelevantes que você encontrará as suas pistas.

Existem certos pontos de referência que você precisa observar ao fazer esse histórico de caso, mas não deixe o seu paciente perceber o que você está procurando, porque, se você conquistou a confiança dele, ele estará muito apto a assumir seu ponto de vista, e, se ele perceber que você formou alguma opinião, inconscientemente distorcerá os incidentes para que se encaixem nessa opinião. Não permita que ele adivinhe o propósito de suas perguntas, e então você obterá dele uma resposta imparcial. Para evitar que ele adivinhe o que você quer dizer, não faça uma série de perguntas que elucidem informações sobre um ponto específico. Provavelmente haverá vários pontos sobre os quais você deseja informações. Faça perguntas sobre primeiro um e depois outro deles. Por exemplo, se suspeitar que o problema pode ser devido à casa em que seu paciente está morando, a última coisa que você deseja fazer é despertar as suspeitas dele a esse respeito, para não estar em uma pista falsa. E mesmo que você prove estar no caminho certo, não quer revelar os fatos a ele até que esteja pronto para agir, pois, aumentando as suas apreensões, você aumentará os seus sofrimentos. Se você suspeitar que o sexo desempenha papel em seu problema, e ele adivinhar a tendência de seus questionamentos, imediatamente ele cobrirá seus rastros, e você achará muito difícil chegar aos fatos. Ao passo que, se as suas suspeitas não forem levantadas, ele se revelará a um questionador astuto e experiente que o abordará indiretamente, sem perceber que o fez. Ao abordar indiretamente, você não apenas chega aos fatos reais do caso, mas também poupa os sentimentos do paciente.

Ao obter o histórico de um caso, você deve procurar correlações entre as experiências psíquicas de seu paciente e as circunstâncias de sua vida. Datas e locais, portanto, devem ser cuidadosamente pesquisados. Quando o problema começou e onde? Tendo obtido informações tão detalhadas quanto possível sobre esses dois pontos, procure ver se algum significado oculto pode ser encontrado neles. Observe as datas cuidadosamente e transforme-as em uma efeméride daqueles anos, e observe como a lua se posicionou em relação a elas, também os planetas. Observe se elas caíram sob os equinócios ou solstícios. Observe também os dias da semana em que ocorreram. Se você descobrisse que todas as crises do caso ocorreram às quintas-feiras, por volta do equinócio da primavera ou na lua cheia, teria uma informação de considerável significado. De uma coisa você teria certeza, de qualquer forma: de que estava lidando com um caso no qual as marés psíquicas invisíveis desempenharam algum papel.

Informações também devem ser buscadas sobre o local ou os locais em que ocorreram as diferentes crises do problema e, especialmente, as circunstâncias que levaram ao seu início. É extremamente útil, se possível, visitar o local e sentir a sua atmosfera. Muito também pode ser aprendido visitando o lugar onde o paciente está morando.

Tendo obtido todas as informações geográficas que puder, estude-as cuidadosamente em conexão com um mapa em grande escala. O acesso a isso e a todas as informações relevantes desejadas pode ser facilmente obtido em qualquer biblioteca pública. Observe se existem vestígios pré-históricos no bairro, na vizinhança, e, em caso afirmativo, como a casa se comporta em relação a eles. Observe não apenas se está perto de algum deles, mas também se está em uma linha direta entre quaisquer dois deles. Pesquise a história do distrito e veja se ela fornece mais informações. Os vestígios romanos costumam estar no fundo do problema, pois as legiões trouxeram consigo alguns cultos muito estranhos nos dias da decadência de Roma. Vestígios de druidas também devem ser suspeitos se existirem alguns nas cercanias.

Informe-se também sobre quaisquer objetos incomuns na casa, como imagens de divindades de cultos primitivos ou armas selvagens. É bem possível que elementais poderosos estejam ligados a eles.

Pergunte se o problema parece diminuir quando o paciente vai embora para outro lugar. Se a resposta for afirmativa, pode-se presumir com segurança que as condições locais estão na origem do problema. Mas se a resposta for negativa, não se segue necessariamente que o oposto seja o caso. Também pode ser que o problema dependa não do local, mas de alguma pessoa que ali resida. Nunca se esqueça de que, na grande maioria dos casos, a influência nociva dessa pessoa se deve a uma composição psíquica infeliz, e não ao abuso deliberado do conhecimento oculto. Seja muito prudente para aceitar a última hipótese, pois a sua ocorrência é comparativamente rara. E mesmo que se saiba que a pessoa suspeita tem conhecimento sobre ocultismo e se possa provar que ela é antagônica ao paciente, isso não significa necessariamente que o ataque seja consciente e deliberado. Ele pode ser inconsciente e reflexo. É bem verdade que um ocultista deve ter controle suficiente sobre os seus veículos para impedi-los de agir independentemente de sua vontade e de consciência; mas nem sempre é esse o caso. As pessoas estão em muitos estágios diferentes de desenvolvimento. Sempre há um período difícil entre o despertar dos poderes superiores e o seu controle total.

Também devem ser feitas perguntas sobre a natureza dos sonhos e se o paciente está sujeito a pesadelos, além de qualquer questão de ataque oculto. Também se ele já teve outras experiências psíquicas e, em caso afirmativo, de que natureza.

Finalmente, uma investigação cuidadosa deve ser feita com relação aos amigos do paciente, para saber se algum deles é sensitivo ou estudante do ocultismo. Tenha muito cuidado, no entanto, para não lançar suspeitas sobre qualquer pessoa, a menos que você tenha evidências conclusivas e seja essencial para salvar o paciente. Lembre-se de que sempre é possível que você esteja enganado. Não faz muito tempo, foi relatado nos jornais o caso de um homem que cometeu suicídio porque um médico lhe disse que ele sofria de uma doença cardíaca congênita e que não deveria se casar com a moça de quem estava noivo. Na autópsia, descobriu-se que não havia nada de errado com o coração. Imagine os sentimentos do médico que deu esse diagnóstico precipitado. Uma pessoa já perturbada por um ataque psíquico estará em estado de terror, terá medo da própria sombra. Ela deve ser tratada com muita discrição. Tenha muito cuidado ao anunciar as suas suspeitas até que sejam verificadas de forma conclusiva. Quando tudo estiver dito e feito, o objetivo principal é a cura, não uma explicação. É de pouco valor para o seu paciente corrigir a culpa, apurar a responsabilidade, a menos que o assunto possa ser esclarecido. Ele fica consideravelmente pior se as suas suspeitas se voltam para alguma pessoa em seu ambiente de quem ele não pode escapar, do que se ele atribuir o seu problema a influências psíquicas não identificadas. Quando a ignorância é uma bênção, é tolice ser sábio. Isso é mais verdadeiro em questões psíquicas do que em qualquer outro lugar. Nunca abra os olhos de seu paciente para um perigo para o qual você não pode dar-lhe uma defesa eficaz. O cirurgião que vai operar cobre os seus instrumentos com um pano, para que o paciente não os veja. O sábio ocultista faz o mesmo. Não se esqueça de que o Invisível é sempre suspeito para os não iniciados.

Tendo conduzido uma pesquisa de acordo com as linhas apresentadas nas páginas anteriores, você deve ter adquirido uma quantidade considerável de material para investigação.

Examine-o cuidadosamente em busca de correlações de causa e efeito. Observe se alguma exacerbação do problema está regularmente associada a algum incidente, local ou pessoa. Considere também os vários casos típicos que dei como exemplos nos capítulos anteriores e veja se consegue encontrar algum que se assemelhe ao caso que está investigando. Observe as explicações dadas e veja se elas lançam alguma luz sobre o problema ou sugerem linhas pelas quais a investigação pode ser desenvolvida.

Trabalhando dessa maneira, você deve ser capaz de chegar a um diagnóstico provisório. Se isso for confirmado pelas descobertas dos médiuns a quem você enviou espécimes para psicometria, então você pode se sentir confiante de que está no caminho certo e seguir em frente com ousadia.

Lembre-se, entretanto, de que, embora os médiuns devam concordar quanto aos pontos principais de sua investigação, você não pode esperar nenhuma concordância completa quanto aos detalhes. Eles estão inspecionando uma fotografia composta de toda a vida do paciente, e há tanto para ver que provavelmente ninguém verá tudo. As coisas que eles confirmam podem ser consideradas estabelecidas, mas as coisas que um vê, e o outro não, são necessariamente ilusórias.

CAPÍTULO 17
MÉTODOS DE DEFESA I

Ao escrever para o leitor em geral um relato dos métodos a serem usados no combate a um ataque psíquico, lembro-me daqueles excelentes manuais sobre medicina e cirurgia que um esclarecido Conselho de Operações insiste que devem ser fornecidos aos capitães de navios, juntamente com um armário cheio de remédios, inofensivos ou não. Quando surge uma emergência, o digno capitão lê o capítulo que acredita tratar do caso em questão e começa a trabalhar da melhor maneira possível. Nessas ocasiões, o fator subjetivo é grande.

Assim é ao lidar com problemas psíquicos. Ampla experiência é necessária para o diagnóstico, e faculdades especialmente treinadas e poderes especialmente desenvolvidos são necessários para lidar com as condições que podem ser encontradas. Este livro tem mais a natureza de um manual de primeiros socorros do que de um tratado sobre o tratamento.

Também devemos ter em mente que, assim como a droga potente é eficaz nas mãos do especialista, mas perigosa nas mãos do amador, a fórmula oculta mais potente precisa de equipamento especial para seu uso. Além disso, uma fórmula usada indiscriminadamente pelos não iniciados pode perder a potência e tornar-se inútil. A imprecação popular que Bernard Shaw introduziu na sociedade educada em sua peça *Pigmalião* é o remanescente desgastado da outrora poderosa adjuração "Por Nossa Senhora". Além disso, não há dois casos iguais, e o caso típico e bem definido é uma raridade e um tesouro. Bom senso, aptidão natural e experiência são os melhores equipamentos do exorcista.

Tendo feito o seu diagnóstico e estando pronto para proceder ao tratamento do caso, o exorcista tem de conseguir três coisas: reparar a aura de seu paciente, limpar a atmosfera de seu ambiente e interromper o seu contato com as forças que estão causando o problema. Essas três coisas são interdependentes, e nenhuma delas é a primeira ou a última. É quase impossível curar uma aura danificada se você não limpar a atmosfera; nem a atmosfera permanecerá limpa por muito tempo se você não conseguir quebrar os contatos.

Teoricamente, o ideal é quebrar os contatos para começar, como ponto de partida. Mas, infelizmente, na prática real, eles geralmente exigem bastante pesquisa e muito manuseio depois de encontrados. Enquanto isso, algo tem que ser feito para manter o paciente em movimento, mantê-lo vivo. O exorcista precisa arrumar, e purificar, um lugar para trabalhar. Ou, se a vítima do ataque estiver se defendendo sozinha, ela terá que lançar algumas defesas temporárias enquanto se empenha.

A primeira coisa a fazer ao lidar com um ataque oculto é uma limpeza temporária da atmosfera e, assim, ganhar espaço para respirar e reformar as posições despedaçadas. Isso é mais facilmente alcançado por um ritual organizado do que pela força de vontade sem auxílio. Qualquer ato *realizado com intenção* se torna um rito. Podemos tomar um banho tendo em mente apenas a limpeza física; nesse caso, o banho limpará os nossos corpos e nada mais. Ou podemos tomar um banho visando à limpeza ritual, caso em que sua eficácia se estenderá além do plano físico. Portanto, realizamos certas ações físicas como um meio de não apenas limpar as condições etéricas, mas também efetuar definitivamente as astrais, por meio da imaginação, uma arma muito potente em todas as operações mágicas.

Os objetos físicos ficam impregnados de emanações etéricas e as retêm por períodos consideráveis, assim como uma faca retém o cheiro de cebola e contamina tudo o que é cortado com ela. Essas emanações, ou magnetismo, como são chamadas na terminologia da ciência oculta, afetam profundamente qualquer pessoa sensível que esteja em contato com elas. Há algo de verdade na velha superstição de que dá azar colocar botas sobre a mesa. É igualmente desaconselhável colocar roupas que estiveram ao ar livre sobre uma cama. Você não sabe em quem encostou os ombros no ônibus ou no trem, então por que dar ao magnetismo deles uma chance de contaminar o seu local de dormir?

Felizmente para todos nós, o magnetismo é uma força muito fugaz e, embora possa ser potente quando fresco, logo desaparece, a menos que tenha sido criado deliberadamente por meio de um ritual. Não é difícil de se livrar da atmosfera terrível que envolve a vítima de um ataque oculto e permeia todos os seus pertences, embora ela se refaça rapidamente, a menos que as condições que a originaram sejam esclarecidas e purificadas.

A maneira mais eficaz de se livrar do magnetismo é mudar-se para um lugar novo, sem levar nada de seus pertences antigos. Esse, no entanto, é um conselho muito difícil para a maioria das pessoas seguir. Felizmente, existem outros dispositivos que nos permitem atingir nossos objetivos com a mesma eficácia. Se for possível, deixe a vítima de um ataque oculto mudar-se temporariamente para outro ambiente, levando consigo o mínimo possível de seus pertences, e deixe-a fazer a mudança com roupas novas ou com roupas que acabaram de voltar da lavanderia. Deixe-a, além disso, manter seu paradeiro em segredo, tanto quanto for conveniente para ela fazê-lo.

Existe uma velha superstição de que uma bruxa pode ser jogada para fora da trilha se encontrar água corrente em seu caminho. É minha opinião que muitas dessas velhas crenças populares têm base em fatos, por mais superstições que possam ter se tornado. Certa vez, tive uma experiência curiosa que corrobora essa opinião. Estava prestes a participar de uma importante obra de ocultismo para a qual sabia que haveria oposição. Uma amiga que estava preocupada com o assunto me pediu para jantar com ela na noite anterior ao dia marcado para o procedimento. Nós duas estávamos conscientes da tensão na atmosfera, e ela sugeriu que eu passasse a noite em seu apartamento em vez de voltar para o meu, sem informar ninguém sobre o meu paradeiro, a fim de despistar o ataque. A manobra não foi totalmente bem-sucedida, e tivemos uma noite bastante difícil; no dia seguinte, eu estava consciente de uma boa dose de tensão psíquica que me oprimia. Decidi, portanto, caminhar até o local indicado no Hyde Park para me refrescar. Quando já estava no meio do caminho, de repente, senti que a tensão diminuiu e fui capaz de realizar o trabalho sem interferência. Contei à minha amiga sobre essa experiência, e ela me perguntou onde eu estava quando isso aconteceu. Procuramos o local no mapa e descobrimos que eu havia acabado de atravessar o conduto subterrâneo que levava o transbordamento das águas. Eu não sabia da velha superstição sobre a água corrente, nem sabia da existência do conduto. No entanto, a sensação de alívio foi suficientemente marcante para me levar a mencioná-la quando reencontrei minha amiga e para poder indicar o local onde ocorrera.

Temos muito pouco conhecimento preciso sobre essas forças sutis que são a base tanto do ataque oculto quanto da cura espiritual, mas temos boas razões para acreditar que, em sua natureza, elas são intimamente análogas à eletricidade. Elas não são forças inanimadas, no entanto, mas têm em sua natureza algo semelhante à vida, embora de tipo inferior. Pela minha experiência, se trabalharmos com uma analogia combinada de eletricidade e bacteriologia, chegaremos bem perto dos fatos; tão perto, pelo menos, quanto o nosso estado atual de conhecimentos permite. Em outras palavras, se agirmos como se o pensamento tivesse as qualidades combinadas da eletricidade e das bactérias, teríamos um método suficientemente preciso de direção por estimativa na ausência de certo conhecimento e visão real. Se considerarmos os vários métodos usados na magia popular de todas as épocas e raças, veremos que eles estão de acordo com essas hipóteses.

A água corrente, como sabemos, tem qualidades elétricas peculiares, como é testemunhado por seu efeito na vara de vedor (vara bifurcada para achar água) nas mãos de uma pessoa sensível. O que quer que afete a pessoa que procura fonte de água subterrânea com uma varinha é provavelmente a mesma coisa que afeta o ataque oculto. Além disso, quando nos lembramos de que a água corrente despistará os cães de caça tão eficazmente quanto a suposta bruxa, sentiremos que não podemos ser acusados de superstição grosseira se fizermos um teste com a velha tradição popular e observarmos os seus resultados.

A água, novamente, é o veículo de purificação. Ela é usada no rito do batismo pela Igreja e na Preparação do Local pelo ocultista que vai realizar uma cerimônia. Estritamente falando, deve haver um traço de sal na água assim empregada, e tanto o sal quanto a água são abençoados com invocações poderosas quando o padre, ou sacerdote, está preparando água benta, seja para um batismo, seja para colocar na pia de água benta para o uso da congregação.

No que diz respeito ao ocultista, o sal, para ele, é o emblema do elemento terra. É também uma substância cristalina, e as substâncias cristalinas, em suas diferentes formas, recebem e retêm o magnetismo etérico melhor do que qualquer outra coisa. A água, por outro lado, é o emblema da esfera psíquica. Esses dois reinos, entre todos, contêm de longe a maior parte do mal oculto. É raro, de fato, que a maldade espiritual em lugares elevados alcance os reinos arejados da mente ou os reinos ígneos do espírito. Se quisermos entrar em contato ou operar em determinada esfera, usamos como base uma substância apropriada a ela. Consequentemente, uma solução de sal e água é uma base melhor do que sal ou água poderiam ser separadamente, porque nos permite cobrir toda a esfera de operações prováveis em um único ato. Pode ser interessante notar, sobre as propriedades mágicas das substâncias cristalinas, que os cristais são usados em aparelhos sem fio para captar as vibrações sutis do éter. Mais uma vez, estamos próximos do rastro de nossa analogia eletrobacteriológica.

É um excelente plano, ao tentar romper um contato psíquico indesejável, mergulhar em um banho de água especialmente consagrada para esse fim; vestir roupas novas ou, pelo menos, limpas depois e, se for possível, mudar-se para um quarto diferente. Se isso não puder ser feito, mova a cama para outra posição, tendo o cuidado de girá-la em um ângulo diferente do anterior; isto é, se você tem o hábito de dormir deitado no sentido norte a sul, coloque a sua cama de modo que agora você esteja deitado de leste a oeste.

As seguintes orações podem ser usadas para a bênção do sal e da água.

"(Apontando o primeiro e segundo dedos para o sal.) Eu te exorcizo, criatura da Terra, pelo Deus vivo (†), pelo Deus santo sagrado (†), pelo Deus onipotente (†), para que sejas purificada de todas as más influências em Nome de Adonai, Que é o Senhor dos Anjos e dos homens.

"(Estendendo a mão sobre o sal.) Criatura da Terra, adore teu Criador. Em nome de Deus Pai Todo-Poderoso, criador do céu e da terra, e de Jesus Cristo, Seu Filho, nosso Salvador, eu te consagro (†) ao serviço de Deus, em nome do Pai, do Filho e do Espírito Santo. Amém."

"(Apontando o primeiro e segundo dedos para a água.) Eu te exorcizo, criatura da Terra, pelo Deus vivo (†), pelo Deus santo sagrado (†), pelo Deus onipotente (†), para que sejas purificada de todas as más influências em nome de Elohim Sabaoth, que é o Senhor dos Anjos e dos homens.

"(Estendendo a mão sobre a água.) Criatura da Terra, adore teu Criador. Em nome de Deus Pai Todo-Poderoso, que decretou um firmamento no meio das águas, e de Jesus Cristo, Seu Filho, nosso Salvador, eu te consagro (†) ao serviço de Deus, em nome do Pai, do Filho e do Espírito Santo. Amém."

"(Lançando o sal na água.) Rogamos a Ti, ó Deus, Senhor do céu e da terra, e de tudo o que neles existe, tanto visível quanto invisível, que Tu possas estender a mão direita de Teu poder sobre essas criaturas dos elementos e santificá-las em Teu santo nome. Concedei que este sal seja para a saúde do corpo e esta água para a saúde da alma, e que sejam banidos do lugar onde são usados todo poder de adversidade e toda ilusão e artifício do mal, por amor de Jesus Cristo, nosso Salvador. Amém."

A água assim consagrada pode ser usada como banho, ou para fazer o sinal da cruz na testa, ou para borrifar em algum local. Ao usá-la, a seguinte oração pode ser empregada:

"Pelo nome que está acima de todos os outros nomes, e pelo poder do Pai, do Filho e do Espírito Santo, eu exorcizo todas as influências e sementes do mal; coloco sobre eles o encanto da Santa Igreja de Cristo, para que eles possam ser presos com correntes e lançados nas trevas exteriores, para que não perturbem os servos de Deus."

Ao apontar ou fazer o sinal da cruz (†), o primeiro e o segundo dedos são estendidos, e o terceiro e o quarto são dobrados em direção à palma da mão, o polegar colocado sobre as unhas. Quando a mão é estendida em bênção sobre o sal e a água, ela é mantida plana, os dedos juntos e paralelos, e o polegar é estendido em ângulo reto com o dedo indicador.

Se houver força oculta suficiente em ação para produzir fenômenos físicos, é muito aconselhável tomar precauções para evitar que as materializações ocorram. Os fenômenos físicos apresentam várias manifestações. Eles podem assumir a forma de ruídos, geralmente rangidos, baques ou, mais raramente, notas semelhantes a sinos ou sons de lamento. Se palavras reais forem ouvidas, deve-se suspeitar de alucinações auditivas, pois, na ausência de um médium, as mensagens espirituais são transmitidas ao ouvido interno, não ao nervo auditivo. Luzes também podem ser vistas, geralmente tomando a forma de bolas opacas de névoa luminosa flutuando como bolhas de sabão. Elas podem ter qualquer tamanho, desde meros pontos de luz até dimensões consideráveis, com cerca de dois metros ou mais de diâmetro. Nessas esferas de fraca luminosidade, os médiuns geralmente podem ver formas, às vezes humanas, às vezes do reino animal. Às vezes, nuvens cinza-esbranquiçadas também podem ser vistas, erguendo-se do chão como colunas de fumaça. Essas nuvens são geralmente fixadas em um lugar e não se movem pela sala como fazem as esferas de luz; o movimento ocorre estando dentro de si mesmas; elas giram sobre si, como os redemoinhos de fumaça presos dentro de um copo. Mais raramente, um odor característico pode ser notado, e, ainda mais raramente, pode haver precipitação de substâncias pulverulentas ou limo. Objetos leves também podem ser derrubados ou jogados pela sala.

Existem certas substâncias cuja experiência provou ser eficaz em impedir que ocorra a condensação da energia etérica. A cânfora dissolvida em vinagre e colocada em pires pelos cômodos lidará eficazmente com baixos graus de força, mas, para potências mais altas, o ácido nítrico é a melhor coisa a se usar, uma pequena quantidade sendo despejada em um pires e exposta ao ar. É melhor usá-lo bem diluído, para evitar acidentes, pois não é a força do ácido no pires que é eficaz, mas a sua evaporação no ar, e evaporará tão bem quando diluído quanto puro. De que maneira funciona, não tenho a menor ideia, mas o seu valor é bem conhecido entre os experimentadores psíquicos, sensitivos.

Os métodos de ataque oculto empregados na Europa moderna são exclusivamente mentais, pelo menos até onde a minha experiência com eles chegou. Quer dizer, eles trabalham pela mente na mente, e só afetam as condições físicas incidentalmente. No Oriente e entre os povos primitivos, entretanto, outros aspectos devem ser considerados, pois um tipo muito mais etérico de magia é usado em condições primitivas de vida e em solos virgens. Para essas operações etéricas, são necessárias substâncias materiais para que o magnetismo a elas associado possa ser utilizado. Fios de cabelo, aparas de unhas, roupas descartadas, objetos de uso familiar, tudo isso contém magnetismo. Consequentemente, deve-se tomar cuidado para garantir que tais coisas sejam efetivamente descartadas quando fora de uso. Fios de cabelo e aparas de unhas devem ser imediatamente queimados. As roupas descartadas nunca devem sair da posse do proprietário até que tenham sido expostas ao sol e ao ar livre por pelo menos três dias. O magnetismo será mais eficazmente dissipado se as vestes forem colocadas sobre a terra, especialmente terra recém-revolvida, do que se penduradas em um varal. O mesmo se aplica à mobília. A poltrona que tem sido o assento habitual da vítima e, acima de tudo, a roupa de cama devem ser bem arejadas e expostas ao sol antes de ser separadas. As mesmas precauções são úteis se algum artigo de segunda mão for adquirido.

    O descarte de excrementos noturnos também deve ser cuidadosamente organizado e confiado a funcionários confiáveis, desinfetantes e desodorantes abundantes sendo constantemente usados. Precauções devem ser observadas para evitar que qualquer nativo tenha acesso a excrementos frescos. Depois que o calor animal se foi, o seu valor mágico diminui muito. Um lenço sujo também é um elo magnético eficaz, assim como os curativos de uma ferida. Em suma, qualquer coisa, de fato, que contenha vestígios de qualquer um dos subprodutos do corpo.

Mas, além de qualquer questão de ataque psíquico, há duas substâncias que são especialmente valorizadas para fins de magia, e estas são o fluido seminal e o sangue menstrual. O primeiro é usado em ritos de fertilidade, e o segundo, em certas formas de evocação. Essas substâncias são extremamente difíceis de encontrar em terras primitivas, porque os nativos, conhecendo o seu significado, as guardam com muito escrúpulo; mas *mem-sahib* (tratamento respeitoso dado na Índia às mulheres europeias) não desconfia e permite que roupas manchadas e roupas de cama fiquem nas mãos das lavadeiras para serem descartadas a seu critério, desde que as próprias roupas retornem com segurança no final da semana, e nunca pensando em perguntar o que acontece com a água em que foram lavadas. Há muitas partes do mundo em que a venda dessas substâncias mágicas é uma lucrativa linha secundária do negócio das lavanderias.

Na Europa, o sangue menstrual e as fezes fazem parte das substâncias mágicas da Missa Negra, sendo transformadas em patenas com farinha de trigo.

Um método consagrado pelo tempo, de limpar uma atmosfera psíquica ruim de uma casa, e que sei por experiência própria ser eficaz, é espalhar alho pelo local, deixá-lo durante a noite e depois pegá-lo e queimá-lo. Entre os camponeses, uma cebola às vezes é colocada em um vaso sobre a lareira como se fosse um bulbo de jacinto quando visitantes desagradáveis são esperados, e solenemente queimada no fogo da cozinha assim que eles partem, acreditando-se que a cebola tenha a propriedade de absorver emanações nocivas. É curioso notar a esse respeito que em uma mina de carvão, que eu saiba, os mineiros são proibidos de levar cebolas para o trabalho como parte de seus lanches e refeições, porque as cebolas absorvem os gases subterrâneos e se tornam venenosas. O meu informante me disse que ele e outros haviam levado cebolas escondidas para baixo e aprendido com a amarga experiência a sabedoria dessa regra.

CAPÍTULO 18
MÉTODOS DE DEFESA II

Existem dois tipos de trabalho psíquico prático que podem ser usados separadamente ou em combinação, o último método, na minha opinião, dando, de longe, os melhores resultados, embora os expoentes de cada um sejam capazes de condenar o outro. O método que distinguiremos como método meditativo consiste na meditação sobre qualidades abstratas, como paz, harmonia, proteção e amor a Deus. É o método da escola do Novo Pensamento, e o seu valor reside no efeito harmonizador que exerce sobre o estado emocional e na neutralização de autossugestões nocivas. O outro método, que chamaremos de invocativo, consiste na invocação de potências externas e no emprego de métodos formais para a concentração de sua força. Esse método tem muitas gradações de complexidade e uma variedade infinita de técnicas. Elas vão desde a mais simples oração que invoca Cristo com o sinal da cruz até os mais elaborados rituais de exorcismo realizados com sino, livro e vela. A essência do sistema reside na tentativa de separar da força geral do bem o aspecto particular da energia necessária e o uso de algum símbolo para atuar como o veículo mágico dessa força no plano da forma. Esse símbolo pode ser uma imagem mental do manto azul de Nossa Senhora; pode ser a ação de fazer o sinal da cruz; pode ser a água consagrada aspergida como sinal de purificação; ou pode ser algum objeto especialmente magnetizado para atuar como um talismã. No método invocativo, o objetivo é concentrar a força, portanto, algum símbolo de forma deve ser empregado. No método meditativo, o objetivo é escapar além dos limites da forma para a atmosfera do espírito puro, muito exaltado para o mal entrar, portanto, o uso de qualquer forma ou fórmula é evitado, para impedir que a alma se eleve a esse estado da atmosfera pura.

Na minha opinião, e com todo o respeito aos praticantes deste último método, resultados muito melhores seriam obtidos se o método invocativo, com sua utilização da eficácia da fórmula, fosse usado para capacitar a mente a elevar-se à atmosfera pura de consciência espiritual em que o mal não existe. Apenas aqueles que são altamente treinados em meditação podem elevar-se aos planos sem ajuda. É extremamente difícil "decolar" da consciência sensorial sem o uso de algum tipo de dispositivo psicológico para atuar como um trampolim. Parece haver pouco objetivo em recusar, por razões puramente acadêmicas, valer-se de um método de eficácia comprovada. Se percebermos que o uso de formas e símbolos é apenas um artifício psicológico para capacitar a mente a dominar o intangível, não cairemos no erro de observâncias supersticiosas. Uma superstição foi definida como o uso cego de uma forma cujo significado foi esquecido.

Por outro lado, seremos imprudentes em confiar exclusivamente em métodos formais ou cerimoniais, a menos que ao mesmo tempo usemos métodos meditativos para purificar e harmonizar nossa própria consciência. Se negligenciarmos esse aspecto de nosso trabalho, iremos infectar novamente, com nossas próprias vibrações, o círculo mágico tão rápido quanto o purificamos. Não adianta muito fechar um círculo com os nomes protetores se permitirmos que uma imaginação em pânico corra solta, retratando todo tipo concebível de mal e deixando espaços em branco para a possibilidade de tipos inconcebíveis. Igualmente, porém, acharemos muito mais fácil realizar a meditação harmonizadora se estivermos trabalhando sob a proteção de um círculo mágico. Tentar realizar o trabalho de exorcismo apenas por meio da meditação é como levantar um peso com o esforço de nossas duas mãos. O emprego do método mágico se assemelha ao uso de uma alavanca, ou uma roldana e uma plataforma. Os nossos músculos ainda são a única fonte de energia, mas, pela utilização de princípios mecânicos, redobramos seu poder. Vamos, então, na meditação, usar símbolos para concentrar nossa atenção; acharemos isso muito mais fácil do que a meditação em termos de pensamento abstrato. De fato, em tempos de estresse e crise, o pensamento abstrato pode ser impossível para nós, a menos que tenhamos muita experiência em seu uso; mas raramente chegaremos a um estado em que não possamos imaginar a cruz e invocar o nome de Cristo.

Os ataques ocultos podem ser divididos em dois tipos, os que ocorrem por meio de formas-pensamento e os que operam por meio de uma corrente de força. Mas, mesmo no último caso, a corrente de força logo reúne ou germina formas-pensamento compatíveis com a sua natureza. Portanto, em toda perturbação psíquica, a forma-pensamento é um fator que deve ser considerado e tratado, e que, de fato, constitui o meio mais fácil de diagnóstico; pois é pela percepção das formas-pensamento associadas que o sensitivo experiente é capaz de detectar a natureza do ataque.

A força do pensamento é uma coisa que não tem relação com a posição geográfica, mas é uma questão de consciência pura e de sintonizar-se com a sua nota-chave, sua tônica. Podemos recolher as forças de fés mortas mil anos após a morte de seu último devoto, e no lado oposto do globo àquele em que floresceram. Mas as formas-pensamento são uma questão diferente. Elas têm uma posição no espaço e, embora possam ser movidas com a velocidade do pensamento, podem ser retiradas para o nível mais sutil do astral e ali ancoradas a uma ideia e, portanto, impedidas de colidir com os planos da forma para todos os propósitos práticos; no entanto, embora não ocupem espaço, podem ser relacionadas a posições definidas no espaço. Elas podem, por exemplo, estar associadas a determinado objeto, e o seguirão, permanecendo dentro de seu campo magnético. O campo magnético imediato varia de três a nove metros; o campo magnético remoto, de noventa a quase trezentos metros. Locais sagrados poderosos, como Glastonbury ou Lourdes, têm um campo magnético maior do que esse, estendendo-se possivelmente por alguns quilômetros; eles também estão interligados entre si por linhas de força. Essas coisas devem ser levadas em conta no trabalho oculto prático.

Quando somos confrontados por uma influência perturbadora que emana de um foco de poder, como o local de um antigo templo, temos que lidar com o campo magnético remoto por meio do cerimonial, do rito. Como esse é um método que só pode ser usado por um iniciado de alto grau, não vamos considerá-lo aqui. Para todos os propósitos práticos em um ataque psíquico, é o campo magnético imediato que deve ser considerado.

O melhor método para lidar com isso é fazer um círculo mágico. Um simples banimento por si só não é tão eficaz quanto um banimento realizado dentro de um círculo, porque o círculo impedirá efetivamente que as forças banidas retornem. Existem vários métodos para realizar essa operação, mas o princípio de todos os métodos válidos é o mesmo. As conjurações mais potentes não podem ser dadas nestas páginas, porque o seu uso efetivo depende do grau de iniciação da pessoa que se propõe a usá-las, e ter uma fórmula sem o grau a que pertence é tão insatisfatório quanto ter uma arma de fogo sem nenhum conhecimento de seu manejo. A fórmula que darei será considerada eficaz para todas as condições comuns. As condições extraordinárias só podem ser tratadas por uma pessoa que tenha experiência.

Ao fazer o círculo mágico, o operador fica de pé voltado para o leste, porque a corrente magnética na qual ele se propõe a operar corre de leste para oeste. Seu primeiro procedimento deve ser estabilizar as próprias vibrações e purificar a sua aura. Para fazer isso, ele faz a Cruz Cabalística sobre o peito e na testa. Tocando a testa, ele diz: "A Ti, ó Deus (tocando o seu plexo solar), seja o Reino (tocando seu ombro direito) e o Poder (tocando seu ombro esquerdo) e a Glória (juntando suas mãos) pelos séculos dos séculos. Amém".

Por meio dessa fórmula, o operador afirma o poder de Deus como único criador e lei suprema do universo à qual todas as coisas devem se curvar, e estabelece essa fórmula magneticamente em sua aura pela ação de fazer o sinal da cruz sobre si mesmo. Esse sinal não é um símbolo exclusivamente cristão, e pode ser usado tão prontamente pelo judeu quanto pelo clérigo, pois é a Cruz da Natureza com membros iguais que está sendo usada, não a Cruz do Calvário, cuja haste tem o dobro do comprimento da barra transversal, e que é o símbolo do sacrifício. A cruz de braços iguais refere-se aos quatro cantos do globo e aos quatro elementos, e a fórmula associada a ela proclama o domínio de Deus sobre eles e, assim, formula ocultamente o Seu reino dentro da esfera do operador.

Em seguida, o operador se imagina segurando na mão direita uma grande espada de cabo cruzado, como é retratada nas fotos dos cruzados. Ele a segura com a ponta erguida e diz: "Em nome de Deus, tomo em mãos a Espada do Poder para defesa contra o mal e a agressão", e se imagina elevando-se a até o dobro de sua altura natural, uma figura tremendamente armada e com cota de malha, vibrando com a força do Poder de Deus com o qual ele foi investido por sua formulação da Espada do Poder.

Ele agora passa a desenhar o Círculo Mágico no chão com a ponta da Espada do Poder, e deve ver na imaginação uma linha de chamas seguindo a ponta da Espada, consistindo em pequenas chamas, como as que surgem quando o álcool metílico é derramado e incendiado, mas de uma cor dourada pálida. Com um pouco de prática, deve permitir que esse círculo de luz seja formulado com eficácia.

Continue dando a volta no círculo até que ele seja formado. O círculo deve ser sempre traçado em sentido horário, isto é, de leste para sul, para oeste, para norte, da mesma forma que os ponteiros de um relógio se moveriam se o relógio estivesse virado para cima no chão. O caminho contrário é no sentido anti-horário, a maneira como as bruxas dançavam nos sabás. O movimento horário afirma a regra da lei de Deus na natureza porque é o Caminho do Sol; o movimento no sentido anti-horário repudia o governo de Deus sobre a natureza, movendo-se contra o sol. Ao resistir a um ataque oculto, toda a fórmula deve ser sintonizada com a nota-chave de afirmar o domínio de Deus sobre toda a existência, sendo o objetivo do operador alinhar-se com a Lei Cósmica e fazer com que o Poder de Deus lide com a interferência.

O círculo sendo formado, o operador, parando de visualizar a espada, mas ainda visualizando o círculo, junta as mãos em oração e, erguendo-as acima da cabeça em direção ao leste, reza: "Que o poderoso arcanjo Rafael me proteja de todo mal que se aproxima do leste". Voltando-se para o sul, ele repete a mesma fórmula em oração a Gabriel. Voltando-se para o oeste, ele invoca Michael. Voltando-se para o norte, ele invoca Uriel. Voltando-se para o leste novamente, e assim completando o círculo, ele repete a fórmula da Cruz Cabalística.

Essa formulação do círculo mágico é especialmente valiosa para proteger o local de dormir, sendo o círculo desenhado ao redor da cama. Não é necessário mover-se pela sala, nem deslocar os móveis para desenhar o círculo; ele será formado onde quer que seja visualizado.

É necessário reafirmar esse círculo cada vez que as marés mudam; isto é, um círculo feito após o pôr do sol permanecerá válido até o nascer do sol, e um círculo feito após o nascer do sol manterá sua potência até o pôr do sol. Depois que o círculo foi afirmado várias vezes no mesmo lugar, sua influência persistirá por um período considerável, mas é aconselhável reformulá-lo de manhã e à noite durante a fase ativa de um ataque.

O incenso queimado dentro do círculo é muito útil, mas deve-se ter cuidado na escolha do incenso. Incensos de composição desconhecida nunca devem ser usados, pois geralmente são compostos com o objetivo de auxiliar a manifestação. O incenso de igreja de boa qualidade, como o que pode ser comprado na maioria das lojas de decoração de igrejas, é seguro e satisfatório porque é composto de acordo com receitas tradicionais; qualidades mais baratas podem não atender a essas condições.

Ao lidar com elementais ou entidades não humanas, o pentagrama é a melhor arma. Esta é uma estrela de cinco pontas desenhada de maneira particular. Apontando o primeiro e o segundo dedos da mão direita, e dobrando os outros na palma e tocando as suas pontas com o polegar, desenhe o pentagrama no ar, mantendo o cotovelo rígido e balançando o braço em toda a extensão. Comece com o braço direito atravessado no corpo, a mão na altura do quadril esquerdo, os dedos estendidos apontando para baixo e para fora. Balance-o para cima, como se estivesse desenhando uma linha reta no ar, até que os dedos apontem diretamente para cima acima da cabeça no comprimento do braço. Agora desça novamente, mantendo o cotovelo rígido, até que a mão ocupe a posição correspondente no lado direito àquela de onde começou no lado esquerdo. Agora você desenhou um gigantesco "V" de cabeça para baixo. Em seguida, gire a mão ao longo do corpo, em uma inclinação crescente, até que esteja esticada no nível do ombro esquerdo, apontando para a esquerda. Traga-a pelo corpo horizontalmente até que esteja na mesma posição à direita, com os dedos apontando para fora do corpo. Agora gire-a para baixo ao longo do corpo até que a mão volte ao ponto no quadril esquerdo de onde começou. Esse é um sinal extremamente potente. O valor da Estrela de Cinco Pontas, símbolo da humanidade, é amplamente conhecido entre os ocultistas, mas sua potência depende da maneira como é desenhada. O método que ensinei é o correto para banimento.

A potência do sinal pode ser ilustrada por uma experiência minha em usá-lo, da qual os céticos têm a liberdade de duvidar se quiserem; apenas menciono isso para o bem daqueles que possam estar interessados.

Eu estava participando de um trabalho com um ocultista indiano quando desconfiei de que nem tudo estava como deveria ser, protestei e fui convidada a me retirar. Fiz isso, determinada a observar os procedimentos a distância e, se minhas suspeitas fossem confirmadas, desmascará-lo. Alguns dias depois, estava sentada em meu quarto uma tarde, conversando com uma amiga; começava a escurecer, e conversávamos à luz de gás. De repente, nós duas percebemos ao mesmo tempo uma presença no quarto e viramos espontaneamente na mesma direção. Minha amiga sentiu uma presença antagônica, e eu, sendo mais sensitiva, vi quem era e não tive dificuldade de perceber a forma de meu confrade indiano em uma esfera em forma de ovo, de luz amarela enevoada. Eu disse a minha amiga que saísse do quarto e esperasse no corredor e, assim que a porta se fechou atrás dela, fiz uso do pentagrama que descrevi, juntamente com certos Nomes de Poder que não são adequados para divulgação nestas páginas. Imediatamente a aparição no canto próximo à porta se desfez e desapareceu, ao mesmo tempo em que houve um estalo retumbante, que minha amiga ouviu do corredor. Chamei-a para voltar, e, ao entrar, ela exclamou: "Veja o que aconteceu com a porta!". Descobrimos que um dos painéis havia se partido em dois. Foi isso que evidentemente causara o estalo alto que ambas ouvimos. Não ofereço nenhuma explicação para esse incidente pela boa e suficiente razão de que não sei qual pode ser a explicação. Simplesmente relatei o que aconteceu. Os meus leitores podem explicar como bem quiserem.

Quando não é possível selar o quarto, é muito útil poder selar a aura. Fique de pé e faça o sinal da cruz, tocando a testa, o peito, o ombro direito e o ombro esquerdo, dizendo: "Pelo poder do Cristo de Deus dentro de mim, a quem sirvo de todo o meu coração, de toda a minha alma e com todas as minhas forças (estenda as mãos para a frente o máximo que puder no nível do plexo solar, as pontas dos dedos se tocando, então leve-as para trás e toque as pontas dos dedos novamente atrás de você, dizendo), eu me envolvo com o Divino Círculo de Sua proteção, além do qual nenhum erro mortal ousa pisar". Essa é uma velha fórmula monástica. Ela é muito eficaz, mas a sua potência dura apenas cerca de quatro horas.

Existem vários outros dispositivos que são úteis não apenas para lidar com ataques psíquicos, mas também em qualquer caso de influência ou dominação indevida.

Se tiver que entrevistar pessoas cuja influência você considera avassaladora, imagine que elas estão separadas de você por uma placa de vidro. Você pode vê-las e ouvi-las, mas o magnetismo delas não pode alcançá-lo. Visualize essa folha de vidro até que pareça ser absolutamente tangível. Se você tem que se associar com pessoas que o incomodam, mas não estão em sua presença, imagine que elas estão separadas de você por uma parede de tijolos e diga a si mesmo: "Você simplesmente não está aí. Não posso ver ou ouvir você, e você simplesmente não existe".

Ao lidar com uma pessoa que suga a sua vitalidade, entrelace os dedos e coloque as mãos cruzadas sobre o plexo solar, mantendo os cotovelos pressionados contra os lados. Mantenha os pés se tocando, juntos. Assim você pôs em contato todos os seus próprios terminais e fez de seu corpo um circuito fechado. Nenhum magnetismo sairá de você enquanto mantiver essa atitude. Seu amigo provavelmente reclamará de sua falta de simpatia, de seus modos, por mais gentil que você seja.

Se alguém tentar dominá-lo olhando fixamente nos olhos, não tente retribuir olhar com olhar, pois isso só leva a uma luta exaustiva na qual você pode levar a pior, mas olhe firmemente para o ponto logo acima da base do nariz de seu adversário, entre as extremidades internas das sobrancelhas. Se estiver apenas lidando com um valentão comum, você imediatamente terá o domínio da situação. Se, entretanto, o seu antagonista tiver conhecimento do poder da mente, você pode não ser capaz de dominá-lo, mas ele certamente não será capaz de dominar você, e o resultado será um impasse. Não tente dominá-lo, apenas mantenha os olhos no ponto e espere que ele se canse de sua tentativa de dominar você. Não será preciso esperar muito tempo.

Pelo uso dos métodos descritos nas páginas anteriores, qualquer pessoa de coragem e mentalidade normais, desde que evite drogas, álcool e longos períodos sem comida, pode, se não perder o sangue frio, desgastar qualquer ataque psíquico comum; ou, no caso de ataques de potência anormal, pode, pelo menos, garantir tempo para escapar e procurar ajuda.

Os sacramentos também são uma fonte muito potente de poder espiritual, e uma igreja onde o Santíssimo Sacramento é guardado, ou que é suficientemente antiga para ter sido consagrada antes da Reforma, é um santuário eficaz.

CAPÍTULO 19
MÉTODOS DE DEFESA III

Problemas psíquicos surgem frequentemente devido à formação de um vínculo indesejável. Para entender a natureza desse problema, devemos considerar todo o assunto dos vínculos.

Já consideramos com algum detalhe a questão da sugestão telepática. O vínculo pode ser considerado como o aspecto passivo daquilo em que a sugestão telepática é o aspecto ativo. Ele constitui, de fato, a condição básica necessária para que ocorra a sugestão telepática. Duas pessoas que estão em contato podem ser descritas como gêmeos siameses astrais. Embora os corpos físicos sejam unidades independentes, os corpos astrais estão ligados de tal maneira que há livre circulação de força astral entre eles, assim como o sistema circulatório da mãe está conectado pelo cordão umbilical com a criança que vai nascer, o mesmo sangue circulando livremente por ambos.

Esse fato explica muitos fenômenos ocultos importantes. É a verdadeira chave para o casamento e explica muitas coisas no relacionamento entre pais e filhos. Ele também explica alguns aspectos importantes da relação entre aluno e professor.

Mas não só é possível estabelecer uma relação entre dois indivíduos, como também entre um indivíduo e um grupo. Esse fato desempenha papel importante em todo o trabalho das fraternidades. Também é possível estabelecer relações, vínculos, entre um ser humano e outros reinos da natureza; com entidades desencarnadas, seres sobre-humanos e, de fato, com qualquer forma de vida com a qual um indivíduo possa formar um entendimento simpático. Deve haver algum fundamento de simpatia como base para a formação de um relacionamento, mas, uma vez formado, ele pode ser desenvolvido quase indefinidamente. É um fato curioso que, se uma relação é mantida por muito tempo, as pessoas assim unidas gradualmente se assemelham. Todos conhecemos o tipo de homem "bruto", filho da terra, que assim pode ser expressamente mencionado: "Papai está no chiqueiro. Você o conhecerá pelo chapéu".

Quando dois seres humanos estão em contato, o menos positivo dos dois tende a perder a própria individualidade e se torna o pálido reflexo do outro. É por essa razão que o ocultista ocidental, que valoriza muito a individualidade, não leva alunos pessoais da mesma forma que o guru oriental, mas prefere trabalhar por meio do ritual com um grupo porque esse método é mais impessoal. Mesmo assim, os membros individuais de um grupo passarão por certas mudanças pelas quais serão sintonizados com o tom do grupo, de modo que haverá certo denominador comum entre todos. Quem não consegue reconhecer a marca do cientista cristão, do teosofista, do quacre? Qualquer sistema que tenha meditação em grupo rapidamente coloca sua marca em seus membros.

Nesse fato, é claro, reside muito do valor da associação com um grupo digno. Nele, igualmente, reside o prejuízo da associação com um grupo indigno. Consideremos o que acontece quando uma pessoa de bom caráter comum se associa a um grupo de tom moral degenerado. Ela se encontrará em um antagonismo tão agudo com a mente grupal que não terá outra opção a não ser retirar-se, ou será rápida, mas inconscientemente sintonizada com a tônica de seus novos associados. Sem que ela esteja ciente do fato, o seu senso moral ficará embotado, e ela aceitará como coisa natural o que originalmente teria rejeitado com desgosto.

Uma vez estabelecido o vínculo, outras coisas além do tom geral dos sentimentos podem ser compartilhadas. Ideias reais podem ser transferidas de uma mente para outra como na telepatia; da mesma forma, a força vital pode ser transmitida. É esse fato que explica certos tipos de cura espiritual. Quando a vitalidade etérica está sendo transmitida, é necessário que as pessoas envolvidas estejam dentro do campo magnético imediato uma da outra; mas, quando a força astral está em questão, a proximidade não é necessária. A transmissão é independente do espaço.

Não estamos considerando agora o uso legítimo dessa força para cura, ou para ensinar e desenvolver neófitos, então não iremos considerar seu *modus operandi* em detalhes. Já foi dito o suficiente para mostrar como isso funciona. Passemos agora à consideração dos métodos práticos de quebrar tal relacionamento, vínculo, se, por qualquer motivo, for desejado descontinuar o seu uso.

Para a visão astral, a ligação telepática aparece como um raio de luz, um cordão brilhante ou alguma forma-pensamento semelhante, porque é essa forma, que geralmente é formulada pela pessoa, que está fazendo a ligação magnética. Às vezes acontece, porém, se o operador tiver alto grau de iniciação, de, em vez de conectar o raio diretamente à pessoa com quem deseja entrar em contato, formular um animal astral ao final dele para o qual ele transfere um mínimo de sua própria consciência. Essa forma animal é chamada de Vigilante; não age por sua própria iniciativa, a menos que seja atacada, quando se defende de acordo com a natureza da espécie à qual se assemelha. O uso de um Vigilante é feito para se obter um registro do que está acontecendo sem a necessidade de concentrar a consciência nisso. Quando a substância psíquica do Vigilante é reabsorvida pelo adepto, ele se torna ciente do conteúdo da consciência do Vigilante. A desvantagem desse método reside na vulnerabilidade do Vigilante a ataques psíquicos e no fato de que seu projetor é afetado se ele for ferido ou desintegrado.

Ao lidar com uma forma-pensamento, tenha sempre em mente que ela é produto de imaginação e não existe de forma alguma por si mesma. O que a imaginação fez, a imaginação pode desfazer. Se o criador de uma forma-pensamento pensou em sua existência ao retratá-la imaginativamente, você pode igualmente pensar em eliminá-la ao retratá-la claramente e imaginá-la explodindo em mil fragmentos, ou queimando-se em chamas, ou dissolvendo-se na água e sendo absorvida pela terra. Aquilo que é criado pela imaginação pode ser eliminado pela imaginação.

Se o que foi considerado uma forma-pensamento resiste à destruição por esse método, provavelmente é um elemental artificial. Agora existem dois elementais, um tipo sendo animado pela invocação da essência elemental em uma forma-pensamento, e o outro pela projeção de algo da própria natureza do mago nela. Se for animado por essência elemental, o uso do pentagrama servirá para bani-lo; mas se for do tipo que é animado pela própria força do mago, outro método deve ser usado, conhecido como absorção.

Absorção é um método de alto grau, e seu uso bem-sucedido depende do estado de consciência do usuário. Cada indivíduo deve decidir por si mesmo se, em determinado caso, em determinado momento, está em condições de tentá-la. A menos que ele possa estabilizar completamente as próprias vibrações e chegar a um estado de perfeita serenidade e liberdade de todo senso de esforço, não deve tentar.

Iremos, no entanto, descrever o método para benefício daqueles que desejam experimentá-lo.

Harmonizando-se pela meditação sobre o Cristo, o adepto, tão logo esteja convencido de que as suas próprias vibrações estão estáveis, passa a invocar, diante de sua visão astral, a imagem da forma que pretende destruir. Ele a vê claramente em todos os detalhes e procura adivinhar a sua natureza, seja um veículo para malícia ou luxúria, ou para ação vampírica: esses são os tipos mais comuns e quase certamente podem ser atribuídos a uma ou outra dessas classes. Tendo discernido o tipo de força com a qual tem de lidar, ele então passa a meditar sobre o seu oposto, concentrando-se na pureza e no altruísmo se a força for luxúria; compaixão e amor, se for malícia; e sobre Deus como o criador e sustentador de toda a vida, se for vampírica.

Ele continua essa meditação até que se sinta impregnado com a qualidade sobre a qual está meditando; até que se sinta tão imbuído de pureza e altruísmo que a luxúria o leve a sentir nada além de piedade, a malícia o faça sentir nada além de compaixão; com relação ao vampirismo, ele está tão certo de que sua vida está abrigada com Cristo em Deus que deixaria de bom grado o vampiro terminar sua refeição em paz se pudesse ajudá-lo dessa forma. De fato, o adepto que se propõe a realizar uma absorção mágica deve chegar ao ponto em que percebe claramente a nulidade do mal que se propõe a absorver, e em que não tenha mais nenhum sentimento em relação a isso, além de pena pela ignorância que pensa que pode ganhar qualquer coisa boa para si dessa maneira. Ele deseja elevar, educar e libertar a alma equivocada de sua escravidão. Até que o adepto chegue ao ponto em que não tenha outro sentimento além desse em relação ao seu perseguidor, não é seguro, para ele, tentar uma absorção.

Tendo se convencido de que está pronto para a tentativa, ele passa a atrair a forma-pensamento em sua direção, puxando o cordão prateado que o conecta com seu plexo solar, se for uma forma-pensamento vampírica, ou abrindo sua aura para ela e envolvendo-a, se for um dos outros dois tipos. Ele literalmente a suga. Esse processo deve ser feito lenta e gradualmente, levando alguns minutos para tanto. Se for feito repentinamente, o adepto pode não achar possível manter as próprias vibrações estáveis, e então estará de fato em uma situação desagradável.

À medida que a forma-pensamento é absorvida, o adepto sentirá uma reação em sua própria natureza correspondente ao tipo da forma-pensamento. Se for uma força de luxúria, sentirá o desejo crescer dentro dele; se for uma força maliciosa, ele sentirá raiva; e se for um vampiro, ele sentirá sede de sangue. O adepto deve imediatamente superar esse sentimento e retornar à sua meditação sobre a qualidade oposta, mantendo-a até que as suas vibrações estejam mais uma vez totalmente harmonizadas. Ele então saberá que a força do mal foi neutralizada e que há muito menos mal no mundo. Ele sentirá imediatamente um grande acesso de vigor e uma sensação de poder espiritual, como se pudesse dizer a uma montanha "Lançai-vos ao mar" e isso ser feito. É esse sentimento de exaltação e poder espiritual que lhe diz que o trabalho foi realizado com sucesso. É, no entanto, aconselhável repetir a meditação em intervalos por dois ou três dias, caso outra forma-pensamento seja formulada e enviada após a primeira.

Quanto ao remetente da forma-pensamento, quando a absorção ocorrer, ele sentirá que "a virtude o abandonou" e pode até ser temporariamente reduzido a um estado parcial de colapso. Ele logo reviverá, se recuperará, mas com o seu poder para o mal desse tipo particular consideravelmente reduzido por algum tempo; e se ele tiver a possibilidade de reformar sua natureza, pode até ser que ele próprio se liberte permanentemente desse tipo de mal.

A grande vantagem desse método é que ele realmente destrói o mal, sua raiz e ramo; ao passo que a mera destruição de uma forma-pensamento é como cortar a ponta de uma erva daninha. Por outro lado, esse método só pode ser feito por um ocultista avançado ajustado ao tom mais alto. Se alguém é perturbado ou assediado ou em qualquer grau perdeu a coragem, não deve se atrever a tentar.

Se a conexão for percebida como uma linha de luz, um cordão ou qualquer outra forma semelhante presa ao plexo solar, à testa ou a qualquer outra parte do corpo, a melhor maneira de cortar a conexão é forjar uma arma mágica e cortá-la. De fato, se uma conexão é sentida, percebida, a primeira coisa a fazer é visualizar o cordão e tentar ver onde ele se prende; o plexo solar é o lugar mais comum.

Em seguida, formule a espada em forma de cruz como já descrito e invoque a bênção de Deus sobre ela. Em seguida, visualize uma tocha flamejante e invoque o poder do Espírito

Santo, cujo símbolo é o mesmo. Agora, com a espada, corte o cordão ou o raio até que cada fragmento seja cortado. Em seguida, queime a sua ponta com o fogo consagrado da tocha até que murche e caia de seu ponto de fixação em seu corpo.

Depois de tal separação, deve-se, é claro, tomar as precauções humanas comuns para evitar que o vínculo seja refeito. Recuse-se a encontrar a pessoa responsável por sua formulação, ou a ler ou responder suas cartas. De fato, corte as comunicações físicas tão completa e resolutamente quanto se cortam as astrais, por um período de pelo menos alguns meses.

Há ocasiões, entretanto, em que uma pessoa é tão completamente ofuscada e dominada que não pode realizar essa operação por si mesma. A operação mágica de Substituição pode, então, ser realizada, se ela encontrar um amigo pronto para realizar a tarefa.

Para realizar essa operação, os dois amigos devem concordar que ela seja feita, mas aquele que se tornará o substituto não conta à vítima original quando se propõe a realizar a operação, para que esta não fique tão completamente nas mãos do dominador que ele desista do jogo involuntariamente.

Escolhendo um momento em que tenha certeza de que o seu amigo está dormindo, o substituto concentra-se nele e imagina estar ao lado dele, e visualiza o cordão ou raio de conexão estendendo-se de seu amigo para o espaço. Se puder visualizar o seu outro ponto de ligação no dominador, tanto melhor.

Ele, então, formula a espada e a tocha como descrito anteriormente, e, com as duas em mãos, imagina-se atravessando a linha do vínculo, de modo a quebrá-la com o seu corpo. Ele não deve usar espada ou tocha para esse processo, mas quebrá-lo com a própria carne, por assim dizer. Depois de separá-lo de seu amigo, deve então atacá-lo com a espada e a tocha com todas as forças enquanto tenta envolvê-lo, como certamente fará, pois isso se assemelha a nada mais do que o tentáculo de um polvo. Ele deve atacar com martelo e tenaz, compensando com zelo o que lhe falta em conhecimento, até que tenha o suficiente e comece a se enrolar e a se retirar. O combate, é claro, ocorre na imaginação, mas, se uma imagem clara e vívida for produzida, ele será eficaz.

Para ilustrar esse método, posso mencionar um caso que certa vez tratei por meio dele. Perguntaram-me se eu poderia ajudar uma mulher que sempre foi inválida, mas cujo caso os muitos médicos que ela consultou não foram capazes de diagnosticar satisfatoriamente, nem de ajudar. Todos eles concordaram que não havia nada de orgânico com ela e, depois de tentarem, em vão, recuperá-la, geralmente concordavam em dizer que era pura histeria. Ela sofria de uma condição crônica de exaustão, indigestão, ataques de vômito, dores de cabeça incapacitantes e palpitações no coração. Ela não era, no entanto, nem um pouco neurótica, mas uma mulher quieta, tranquila, sensata e intelectual, suportando os seus sofrimentos com coragem.

Fiz um diagnóstico psíquico e cheguei à seguinte conclusão: que por muitas vidas passadas ela estivera no Caminho, e que, em sua última vida, uma encarnação masculina, a fim de acelerar o seu progresso, havia viajado para o Oriente e, finalmente, recebera a iniciação em uma das Ordens Tibetanas, que infelizmente acabou por estar no Caminho da Mão Esquerda. Aqui ela aprendeu o *Hatha Yoga*, que dá controle sobre as funções do corpo.

Em sua vida atual, ela manteve os poderes que o treinamento lhe deu, mas não a memória de sua técnica. Consequentemente, os seus estados emocionais afetaram aqueles sistemas automáticos de controle nervoso cujas funções normalmente não estão sob a direção da mente. Sempre que, portanto, ela estava emocionalmente perturbada, sua mente subconsciente transbordava para a mente automática e desregulava alguns dos sistemas funcionais do corpo. Acredito que essa explicação fornece a chave para muitos casos de distúrbio funcional. Muitas pessoas no curso das práticas meditativas ocultas obtêm o controle da mente automática que controla o funcionamento dos órgãos corporais. Deve ser lembrado que o famoso cientista Sir Francis Galton, fundador da ciência da eugenia, experimentou o controle mental da respiração e, ao obtê-lo, descobriu que a função automática havia caído em suspenso, em um estado de latência, e teve que passar três anos ansiosos respirando pelo poder da vontade e por atenção voluntária até que a função automática fosse restabelecida.

Nesse caso particular, porém, havia mais do que perturbação funcional, havia esse esgotamento crônico peculiar e muito marcante. Formei a opinião de que ainda existia um vínculo entre ela e a Ordem tibetana na qual ela havia sido iniciada na vida anterior. Como é bem conhecido dos ocultistas, retorna-se, vida após vida, à Ordem da qual se é iniciado, sendo o relacionamento e o vínculo muito fortes. Essa é uma das razões pelas quais as grandes Escolas de Mistérios não precisam se dar a conhecer por propaganda; elas conhecem os seus, e os arrebanham no plano astral.

Mas, embora seja uma coisa inestimável estar sob a égide de uma Ordem respeitável, é algo extremamente desagradável manter vínculo semelhante com uma Ordem de má reputação. Nesse caso particular, era minha opinião que a Ordem à qual essa senhora havia pertencido na vida anterior havia realmente entrado em profunda decadência, e os seus líderes estavam deliberadamente drenando a vitalidade de seus membros.

Agindo com essa hipótese, projetei-me no plano astral, da maneira que já descrevi, e visitei essa senhora à noite. Percebi que de seu plexo solar, enquanto ela dormia, se estendia uma substância negra, elástica e de aparência fibrosa que se assemelhava a um pedaço de alcaçuz espanhol que fora bem mastigado por um menino. Essa substância se perdia no espaço. Ao tentar ver sua outra extremidade, tive uma visão breve e distante de um mosteiro com um telhado de tipo chinês empoleirado em um penhasco entre vastas montanhas.

Enfrentei a situação com o simples expediente de passar meu corpo astral através da linha de substância negra, quebrando-a assim. Ela imediatamente se transferiu para o meu plexo solar, e, por um momento, senti uma onda de pensamentos tentadores me incitando a colocar essa mulher sob meu controle e explorá-la ao máximo de sua capacidade financeira. Expulsei essa ideia e "parti para o ataque", ataquei a corda de alcaçuz astral da maneira que descrevi, jogando-a fora e queimando a ponta, e tive a satisfação de vê-la se enrolar e desaparecer na escuridão. Então caí no que considerei um sono bem merecido.

Eu não disse nada a essa senhora sobre minhas ideias porque queria ver se poderia esclarecer o caso trabalhando apenas na hipótese oculta sem qualquer mistura de sugestão. Na manhã seguinte, fui visitá-la para ver como estava passando e a encontrei sentada na cama tomando um farto café da manhã e parecendo uma mulher totalmente diferente da criatura exausta e de rosto pálido que eu vira no dia anterior.

Sem esperar que eu perguntasse, ela disse: "Não sei o que foi feito, mas sinto como se algo tivesse se quebrado, e estou livre".

Depois do café da manhã, ela se levantou, foi passear e encontrou na rua o médico que a atendia. Tão grande foi a mudança na aparência dela, ele não a reconheceu até que ela falou com ele.

Eu disse a ela que, em minha opinião, ela não deveria ter nada a ver com estudos sobre ocultismo, para não refazer o vínculo magnético com a sua antiga Ordem, e também a ensinei como impedir que sua mente subconsciente desse sugestões perturbadoras a seus sistemas corporais de controle funcional. Por alguns anos, ela permaneceu com boa saúde, mas depois, infelizmente, retomou o estudo do ocultismo novamente e recaiu em uma condição próxima à anterior, tendo presumivelmente refeito os vínculos com a Irmandade Tibetana que se mostraram tão desastrosos para ela.

CAPÍTULO 20
MÉTODOS DE DEFESA IV

Existem tantas histórias de aparecimento de anjos da guarda em momentos de crise que até os mais céticos devem admitir que é um caso a ser considerado.

Há uma tradição em Devon de que, se o Tambor de Drake, preservado na Abadia de Buckland, perto de Tavistock, for batido em um momento de crise, o próprio Drake retornará para liderar as frotas da Inglaterra. Newbolt imortalizou essa lenda em famoso poema.

"Leve meu tambor para Devon, mantenha-o na praia.
Toca-o quando tua força estiver se esvaindo.
Se os Dons mirarem Devon, eu deixarei o porto do Céu,
E como outrora reunirei a toque de tambor o Canal da Mancha."

A ideia do herói que volta para liderar o seu povo, ou do anjo da guarda que aparece em tempos de crise, está selada no fundo do coração de todas as nações, e nada poderá erradicá-la. Inúmeras ocorrências foram relatadas pelos homens voltando das trincheiras durante a guerra.

Vamos nos referir novamente à antiga sabedoria da Cabala, aquele depósito de conhecimento oculto. Aprendemos aqui sobre o Anjo Bom e o Anjo Maligno da alma do homem, que estão atrás de seu ombro direito e esquerdo, um tentando-o e o outro inspirando-o. Traduza o Anjo Negro em termos do pensamento moderno e teremos o subconsciente freudiano.

Mas os freudianos falham em perceber que existe também um Anjo Luminoso que fica atrás do ombro direito de cada homem. Essa é a superconsciência mística ou, em outras palavras, o Eu Superior, o Sagrado Anjo Guardião que Abramelin buscou com tanto ardor e esforço.

Todos sabemos que, quando pegos desprevenidos, surge uma tentação sombria das profundezas de nosso eu inferior, algo atávico se agita e temos pensamentos, ou mesmo fazemos coisas das quais nunca teríamos julgado sermos capazes. Ouvimos a voz do Anjo Negro falando.

Igualmente, em tempos de extremo estresse, quando estamos encostados na parede e lutando por mais do que nossas vidas físicas, outra voz se faz ouvir, a voz do Anjo Luminoso. Eu nunca soube que isso ocorresse quando um homem estivesse lutando simplesmente por sua vida física. Para aqueles que veem além do véu, a morte não é um grande mal; mas em tempos de crise espiritual, quando o próprio Eu está sendo arrebatado, então é que o grito da alma é ouvido, e algo se manifesta das brumas do Invisível, de uma forma que é compreensível para aquele que chama. Se o estresse intenso induz uma expansão temporária da consciência, um psiquismo fugidio, ou se um Ser, por sua própria vontade, atravessa o véu e se manifesta, não sei; nunca há detalhes disponíveis sobre esses incidentes. Eles ocorrem apenas em momentos de extrema tensão e vão tão rapidamente quanto vieram, não deixando rastros, exceto na alma.

Afirmo que, assim como o Eu Inferior pode surgir em momentos de tentação, o Eu Superior também pode descer em momentos de crise espiritual. É o objetivo do místico viver exclusivamente no Eu Superior. É o objetivo do ocultista trazer esse Eu Superior à manifestação na consciência da mente: "Em minha carne eu verei a Deus". Assim como o Eu Inferior pode se levantar e nos induzir a algum ato horrível, o Eu Superior também pode vir em nosso socorro, "terrível como um exército com bandeiras".

Já contei a vocês sobre a voz misteriosa que me instruiu sobre como me livrar de grave perigo psíquico. Em outras ocasiões de estresse e tensão, experimentei uma súbita expansão ou mudança do nível de consciência. O Eu Superior desceu e assumiu o controle. Quando está no meio do tumulto, a pessoa é repentinamente elevada acima disso e vê todas as circunstâncias de sua vida espalhadas, como uma visão panorâmica, em um relance, como alguém pode ver a terra de um lugar alto, e sabe intuitivamente o resultado do assunto. Toda turbulência emocional cessa, e a pessoa é como um navio, suportando com segurança a tempestade. Quando isso me ocorre, a memória de minhas encarnações passadas também está sempre vividamente presente. É esse despertar simultâneo do passado que me faz sentir que a voz é do meu próprio Eu Superior, e não de outra entidade.

É minha convicção que, em tempos de crise espiritual, o homem que tem fé na lei de Deus pode se levantar e invocar sua proteção, e um aparente milagre será realizado em seu benefício. No entanto, não pode haver nenhuma violação da lei natural; portanto, tal milagre deve ser simplesmente um exemplo da operação de uma lei com a qual ainda não estamos familiarizados, assim como um eclipse aparece para o selvagem como um milagre, mas para o astrônomo como um fenômeno natural que ele pode prever com precisão.

O que induz essa mudança de controle em nossas vidas? Estamos familiarizados com o fato de que o motor de um carro tem três marchas à frente e uma ré. Não pode ser que nossas mentes também sejam engrenadas, e que seja uma mudança de marcha que induza ao psiquismo? Não há momentos em que damos a ré e o macaco e o tigre dentro de nós assumem o comando?

Atrás do plano físico está o plano astral, e atrás do plano astral está o plano mental, e atrás do plano mental está o plano espiritual, e cada plano atua como plano de causa para o outro abaixo dele, e cada um, por sua vez, é controlado pelo plano mais sutil acima dele. Quando "mudamos de marcha", a consciência muda de um plano mais denso para um mais sutil e começamos a nos mover entre causas cada vez mais remotas, das quais os acontecimentos no plano físico são os resultados finais; manipulamos essas causas, e os resultados são imediatamente produzidos.

Quando mudamos de marcha do físico para o astral, nos encontramos no plano da consciência psíquica e da magia menor. Supondo que esteja ocorrendo um combate psíquico entre dois ocultistas, se um deles for de tal grau que possa mudar de marcha novamente, de modo que a consciência seja elevada do plano astral ao plano mental, ele estará na esfera da magia maior e estará no controle total da situação. O outro não pode resistir a ele. Mas o que acontece no caso da alma rara e mística que pode mudar de consciência mais uma vez e engatar as engrenagens de um poder puramente espiritual?

Ele desbanca o adepto. Existem muitas almas que têm essa consciência espiritual mística, embora não tenham conhecimento oculto. Entre os modos de pensamento superior e inferior, há um grande abismo fixado pelo qual eles saltam precariamente. Se em um momento de crise eles forem capazes de se levantar pela fé e entrar nessa consciência mística e ficar em silêncio, terão o ar superior de qualquer ocultista que não confia em nada, exceto na técnica do ocultismo.

A questão da consciência mística está, entretanto, fora do escopo de nossa presente investigação, que se ocupa dos métodos psíquicos e da técnica tradicional do ocultismo. Diferentes temperamentos empregarão métodos diferentes, e o método místico não agrada a todos.

O ocultista não ignora a força de Cristo, no entanto; ele a reconhece na hierarquia das forças supremas do universo, embora não esteja disposto a atribuir-lhe a posição exclusiva que ocupa no coração do místico cristão. Na tradição ocidental, ela é simbolizada por Tiphareth, a Sephira central das Dez Sephiroth Sagradas da Árvore da Vida Cabalística.

A força crística é o fator equilibrante, compensador, curador, redentor e purificador do universo. Ela deve ser invocada em toda operação de autodefesa psíquica que envolva qualquer elemento humano, encarnado ou desencarnado. Elementos não humanos, como elementais, formas-pensamento ou Qlippoth, devem ser tratados pelo poder de Deus Pai, como Criador do Universo, que é invocado – Sua supremacia sobre todos os reinos da natureza, visível e invisível, sendo afirmada. Deus, o Espírito Santo, é a força empregada nas iniciações e não deve ser invocado em tempos de dificuldade psíquica, pois sua influência tenderá a intensificar a condição e tornar o Véu ainda mais fino.

Há um aspecto muito curioso do campo oculto sobre o qual algo deve ser dito nas presentes páginas, embora não muito possa ser revelado. Para ser franca, eu mesma não sei muito sobre isso, mas apenas alguns aspectos como realmente encontrei. Sempre ouvi isso ser chamado de Polícia Oculta; outros podem conhecê-lo por nomes diferentes, mas acredito que seja uma coisa muito real e concreta, embora a sua organização não esteja no plano físico, nem, tanto quanto sei, suas atividades mundanas estejam reunidas em um único par de mãos. Cruzei o seu caminho em várias ocasiões, desempenhei minha parte em suas atividades e conversei com outras pessoas que também se preocuparam com isso, e elas sempre se manifestaram assim como eu: que é a voz interior e as circunstâncias, sozinhas, que dirigem as nossas atividades quando cooperamos com essa misteriosa organização.

Eu mesma acho que está organizada em unidades nacionais, pois as pessoas parecem entrar e sair de jurisdições ou passar de uma para outra. Na minha experiência, não tem nenhum viés político particular, mas se preocupa apenas com métodos ocultos aplicados a fins criminosos e ofensivos contra a sociedade.

Um ou dois casos ilustrativos podem ajudar a esclarecer o assunto. Certa vez, surgiram algumas complicações para um ocultista indiano que estava visitando a Inglaterra para fundar uma escola. Ele estava profundamente envolvido na política de seu próprio país, e não havia dúvida de que não gostava muito dos ingleses e de todos os seus costumes. Acho que fui a única anglo-saxônica de sangue puro que teve contato com ele. Até onde sei, ele não se preocupava com atividades políticas no plano mundano; sua ideia era organizar um grupo de meditação que deveria derramar a força espiritual regenerativa do Oriente na alma grupal do Império Britânico, que ele declarou estar em péssimo estado, de fato. Afirmei, entretanto, que a alma grupal não estava morrendo, como ele sustentava, mas muito cansada, pois havíamos saído havia pouco da guerra. Além disso, eu não conseguia ver como alguém que não gostava tanto dela seria capaz de regenerá-la. Também não tinha certeza de que a regeneração seria do nosso agrado se a recebêssemos. Esse homem, a quem chamarei de X., tinha um intenso orgulho espiritual, e a sua ideia básica era que a Inglaterra deveria reconhecer a supremacia espiritual da Índia e buscar inspiração espiritual no Oriente. Eu era jovem e inexperiente na época, mas comecei a me perguntar que tipo de força espiritual seria derramada por meio do canal que estávamos construindo. Supondo que durante a guerra um grupo de ocultistas ingleses tivesse tentado realizar um serviço semelhante para a Alemanha, que linha eles teriam adotado? Não teriam tentado influenciar a mente grupal alemã a desistir de seus ideais militaristas e se concentrar na Liga das Nações? Não era mais do que provável que o nosso amigo indiano estivesse tentando nos despistar de nossas tendências imperialistas? Não lhe pareceria, sofrendo com o preconceito racial do homem branco, que o mundo seria um lugar muito melhor para a humanidade se os ingleses cultivassem o próprio jardim e deixassem as outras pessoas em paz? Eu ficava cada vez mais inquieta, e X., sendo um bom médium, detectou minha inquietude, e me foi pedido que me retirasse do grupo que ele estava organizando.

Fiquei bastante convencida de que algo sinistro estava sendo tentado contra a mente grupal do meu povo, mas não tinha meios de avaliar sua extensão ou potência. Esse não era o tipo de história que alguém poderia levar para a Scotland Yard;

além disso, vários de meus amigos pessoais acreditavam na boa-fé de X. e faziam parte do grupo que ele organizava, e eu estava muito ansiosa para não os envolver em nenhum aborrecimento. Em minha perplexidade, resolvi não fazer nada no plano físico e invocar os Mestres nos Planos Internos.

Nessa época, eu não era de um grau que deveria ter acesso direto aos Mestres, mas decidi tentar alcançá-los telepaticamente, embora não soubesse se aqueles com quem eu estava tentando contato telepático eram humanos ou não humanos, encarnados em corpos físicos ou entidades desencarnadas, pois naquela época eu não era muito avançada nos estudos sobre ocultismo.

Tudo o que eu tinha para me agarrar era uma ideia abstrata e o conhecimento de que em dificuldades anteriores eu havia conseguido entrar em contato com Algo nos Planos Internos que provara ser um amigo poderoso.

Na telepatia, o método usual de entrar em contato é visualizar a pessoa com quem você deseja se comunicar e chamá-la pelo nome. Eu não tinha nada que pudesse visualizar e não conhecia nenhum nome. No entanto, decidi fazer a tentativa da melhor maneira possível e, metaforicamente falando, coloquei a cabeça para fora da janela deste tabernáculo carnal e chamei a polícia. E recebi uma resposta. A Voz Interior respondeu-me muito clara e distintamente:

"Você deve ir ao Coronel Y."

Fiquei surpresa com isso, pois o Coronel Y. era uma pessoa bastante eminente, ilustre, a quem eu havia sido apresentada uma vez, e a última pessoa no mundo que alguém convidaria para contar coisas do arco da velha. Eu não tinha nenhum desejo de me tornar ridícula enfrentando esse formidável guerreiro em seu trabalho. Os meus estudos psicológicos me familiarizaram com o funcionamento da mente subconsciente e o que ela pode fazer quando dissociada, e senti que a situação exigia muito cuidado, porque os resultados de um passo em falso poderiam ser desagradáveis.

Portanto, respondi à Voz Interior: "Não posso confiar em você a menos que me dê um sinal".

A resposta veio: "O Coronel Y. estará em nossa próxima palestra. Fale com ele então".

A isso, respondi: "Eu sei que o Coronel Y. não pode estar em minha palestra, porque o seu regimento foi enviado para o exterior, e ele terá partido antes que ela ocorra".

A resposta veio: "O Coronel Y. estará em sua próxima palestra".

"Muito bem", eu disse, "esse será o meu sinal. Se o Coronel Y. estiver lá, direi a ele, e, se não estiver, deixarei o assunto seguir o seu curso".

Chegou o dia em que eu deveria dar uma palestra pública em certa cidade. Cheguei ao local no devido horário, e a primeira coisa que eu vi foi o Coronel Y. subindo as escadas! Então, decidi pegar o touro pelos chifres e, imediatamente após a palestra, fui direto a ele e disse: "Eu tenho uma mensagem para você".

"Eu sei que você tem", respondeu ele, "pois me disseram para esperar isso".

Parece que ele estava sentado em seus aposentos uma noite, com seus dois cachorros e, de repente, eles ficaram perturbados e começaram a investigar algo que não estava lá. Ele ouviu uma voz dizendo distintamente em seu ouvido que eu deveria vir e pedir a sua ajuda, e que ele deveria dá-la. Ele ficou tão impressionado com essa ocorrência que foi até uma amiga em comum e perguntou se eu estava com algum tipo de problema. A pedido dele, ela me escreveu para saber como eu estava passando, mas não mencionou nomes, e eu, não percebendo a importância do incidente, devolvi uma resposta evasiva.

Ele ouviu a minha história e me disse para deixar o assunto em suas mãos, e foi o que fiz.

Essa é uma história de coincidência bastante estranha, mas a sequência é ainda mais estranha. Depois de deixar o Coronel Y., perguntei mais uma vez ao Invisível se deveria tomar outras providências. A resposta que veio era de que no momento eu não deveria fazer mais nada, mas que seria avisada quando novas ações fossem tomadas. Eu logo soube que X. havia deixado o país alguns dias depois do meu encontro com o Coronel Y.

Nada aconteceu por cerca de cinco meses, e então, uma noite, quando eu estava sentada perto da minha lareira no crepúsculo, ouvi distintamente a Voz Interior me dizendo que agora era a hora de fazer um movimento na questão de X., e que eu deveria ir até o Sr. Z. e contar a minha história. O Sr. Z. era realmente uma pessoa muito eminente, que eu conhecia como sendo um ocultista avançado, mas que eu nunca havia encontrado. Respondi à voz interior que era impossível, para mim, aproximar-me do Sr. Z., que apenas me mostrariam a porta, e que, a menos que eles pudessem abrir o caminho de seu lado, eu não sabia como isso deveria ser feito. A resposta veio muito claramente de que o caminho seria aberto. E isso foi verdade.

Alguns dias depois, um visitante foi anunciado, um velho amigo que eu só via ocasionalmente, e, após os cumprimentos habituais e troca de notícias e novidades, ele disse: "Eu gostaria muito que você conhecesse um amigo meu que acho que teria muito interesse em seu trabalho. Posso apresentá-la a ele? O nome dele é Sr. Z.". É desnecessário dizer que concordei.

Quando cheguei à reunião marcada, depois de ter sido apresentada, disse ao Sr. Z. "Tenho uma mensagem para você", pensando que eu já estava no fundo do poço mesmo, então não tinha como piorar. Ele, porém, me ouviu atentamente e, quando mencionei o nome do indiano, meu amigo que estava presente exclamou: "É curioso que você esteja tratando desse assunto neste momento. X. desembarcou na Inglaterra alguns dias atrás".

Deve-se notar que, assim que X. deixou a Inglaterra, fui instruída a nada fazer, e, assim que ele voltou, após uma ausência de cinco meses, fui instruída a iniciar a ação novamente. A menos que estejamos preparados para puxar o longo braço da coincidência para fora de seu encaixe, devemos concluir que alguma inteligência diretora estava em ação. Esse é apenas um entre muitos exemplos em minha experiência. Limitações de espaço me proíbem de mencionar mais.

Além da Polícia Oculta, que atua exclusivamente nos Planos Internos, também existem certos grupos de ocultistas que se uniram com o propósito de combater o Ocultismo Negro. Suponho que se atribuam nomes diferentes, mas não sei quais são; sempre ouvi falar deles genericamente como Pavilhões de Caça. Em várias ocasiões, lutei em seus flancos e observei algumas incursões animadas. Imagino que eles sejam organizados em conjunto com a Polícia Oculta e, certamente, detêm os meios de obter informações que apontam para a cooperação dos Planos Internos. Eles parecem ter alianças em locais inesperados e ser capazes de puxar um número notável de fios. Que armas psíquicas usam, não sei, mas no plano físico eles parecem confiar em grande parte nas denúncias de jornais e em manter os indesejáveis em movimento, nunca permitindo que se estabeleçam e se organizem. Sabendo o que sei de seus métodos, de vez em quando reconheço o seu manual de sinais em várias transações pelas quais os cidadãos decentes têm todos os motivos para agradecer.

Encontrei-os de um modo que serve para ilustrar a maneira pela qual os ocultistas podem "pedir" as informações de que precisam, e a série fortuita de circunstâncias que irão fornecê-las.

Quando jovem, no início de meu interesse pelo ocultismo, entrei em contato com um adepto que logo percebi estar no Caminho da Mão Esquerda e com quem cortei minha ligação. Pouco depois de romper com ele, eu estava assistindo a uma gincana em companhia de alguns amigos, entre eles um estudante de ocultismo, e começamos a discutir assuntos de interesse mútuo. Impelida por não sei que impulso de confidenciar a ele o que eu nunca havia contado a ninguém, contei-lhe minhas experiências com o adepto a que me referi. Para minha surpresa, ele sabia tudo sobre essa pessoa. Parece que o meu novo conhecido estava ligado a um grupo de ocultistas que consideravam o seu trabalho a caça às Lojas Negras; eles já haviam cruzado o rastro de meu adepto negro e o obrigaram a cessar totalmente as atividades, e ele havia jurado não reorganizar a sua Ordem. Eles tiveram motivos para acreditar recentemente que esse juramento não estava sendo cumprido e que ele havia novamente organizado uma Loja e estava trabalhando em seus rituais, mas não sabiam como colocar as mãos nele. Então aqui estava eu, um pedaço de destroços humanos jogados em um campo de esportes para dar a eles as informações de que precisavam no exato momento em que eles precisavam. Essas coisas acontecem com muita regularidade no ocultismo para que alguém possa vê-las como fortuitas, acaso.

É minha convicção que é possível, para qualquer um que precise delas, entrar em contato telepaticamente com essa força policial oculta. O símbolo que me ensinaram a usar era uma Cruz do Calvário negra com um círculo sobre um fundo escarlate. Isso é retratado na imaginação, e, enquanto a contemplamos mentalmente, o chamado é enviado ao Invisível, projetando-a a partir do centro da testa.

Várias tentativas foram feitas para provar que as fraternidades ocultistas são todas dirigidas a partir de uma única sede, que dizem estar situada na Alemanha, no Tibete, na Mongólia e na América do Sul. Pessoalmente não acredito nisso. Suponho que tenho um conhecimento bastante variado do funcionamento interno do movimento ocultista e nunca vi nada que indicasse qualquer controle centralizado, seja para o bem, seja para o mal. Tudo, de fato, aponta na outra direção, e indica que não há nenhum elo exceto o de uma literatura comum, um idealismo comum e um conjunto de símbolos que, se não são comuns a todos os seguimentos, são facilmente traduzíveis por meio de equivalentes bem compreendidos. A posição no campo ocultista é análoga à do cristianismo protestante, não à do cristianismo romano. O ocultista não tem um papa.

Tampouco penso que o bolchevismo tenha conquistado qualquer ponto de apoio nas Lojas, embora eu acredite que tenha tentado, como testemunha a solicitação à minha própria fraternidade. O ocultista comum não se interessa por política, sua preocupação é com as coisas invisíveis. Além disso, as fraternidades ocultas são muito descoordenadas e dispersas demais para serem armas políticas formidáveis, mesmo que estivessem imbuídas de bolchevismo.

Também já foi dito que as fraternidades ocultas são controladas pelos judeus em prol do sionismo. Isso é totalmente falso. Há muito poucos judeus no movimento ocultista. É verdade, entretanto, que a Cabala, o misticismo tradicional dos judeus, é uma das principais fontes do ocultismo ocidental, e que qualquer ocultista que trabalhe nessa tradição deve saber pelo menos o suficiente de hebraico para ser capaz de transliterar a escrita hebraica. O estudo da Cabala mística moderna está quase exclusivamente nas mãos dos gentios, e os estudiosos judeus ortodoxos sabem pouco ou nada de sua literatura e absolutamente nada de seu significado místico.

Ninguém disse coisas mais duras sobre o movimento ocultista do que eu, e, se eu pensasse que existe algum sistema organizado de má influência, não hesitaria em dizê-lo, pois tenho a integridade do movimento muito em mente; mas honestamente não acredito que haja qualquer organização generalizada do movimento ocultista, seja para o bem, seja para o mal, qualquer que seja a concepção de bem e mal que tenhamos. Pode-se, é claro, falar apenas daquilo que se viu, mas acho que teria sido impossível, para mim, ter estado tão intimamente associada a esse movimento como estive e nunca ter cruzado seu rastro em qualquer ponto. Já cruzei tantas trilhas e vi, não vou negar, muitas coisas que eram más, mas esse mal em particular não vi, e não acredito que exista fora da imaginação das pessoas obcecadas por isso. O verdadeiro ponto de conexão do movimento ocultista é a devoção a um ideal comum, mas esse ideal é abordado por uma diversidade infinita de caminhos, tantos quanto as respirações dos filhos dos homens.

Lamento pela pessoa hipotética que tem a tarefa de organizar o movimento ocultista, pois ocultistas de diferentes escolas não podem ser induzidos a cooperar. Qualquer técnica diferente daquela a que estão acostumados é suspeita; qualquer contato desconhecido é negro. A grande maioria dos diretores de escolas que conheci sentou-se cada um em seu próprio círculo de luz e condenou todos os outros. Como a velha senhora que viu o filho marchar com os soldados, eles exclamam: "Eles estão todos fora de sintonia, exceto o nosso atleta". Certa vez, sonhei com uma federação de sociedades ocultas com uma convenção anual, mas logo percebi que era impraticável. Se os ocultistas não conseguem se organizar para servir aos próprios interesses, é muito improvável que consigam se organizar para servir aos interesses de qualquer outra pessoa.

Os abusos mais prevalentes do ocultismo ocidental são a imoralidade, o uso de drogas e a enganação de mulheres tolas. Os seus piores defeitos são a credulidade, uma erudição descuidada que beira a ignorância e uma difundida insensatez do intelecto. A adivinhação, a leitura da sorte, em todas as suas formas, e algumas curas espirituais muito espúrias constituem outra mancha sobre o que deveria ser um solo sagrado. É difícil fazer justiça a ideais que não são compartilhados, mas sempre me pareceu que o humanitarismo colorido de que estão impregnados certos setores do movimento não é um ornamento. "Por seus frutos, você deve conhecê-los." Os frutos disso que vi me pareceram um tanto maduros e pesados demais.

As melhores mentes do ocultismo são totalmente desconhecidas fora de suas próprias Ordens. Uma cláusula muito comum nos juramentos de iniciação obriga o candidato a não revelar os nomes de seus companheiros. Se esse juramento fosse quebrado, o público em geral teria algumas grandes surpresas. Como o ocultismo não tem boa reputação com o público em geral, os homens em cargos públicos não podem permitir que os seus nomes sejam associados a ele; seu interesse é, portanto, cuidadosamente oculto, e eles só falam dele para aqueles com cuja simpatia e discrição podem contar.

Aqueles que sabem o que procurar, no entanto, podem encontrá-los prontamente. Qualquer um que esteja acostumado com a análise do estilo literário pode detectar o leitor regular da Bíblia. Qualquer um que conheça os rituais ocultistas detectará o seu sabor no estilo literário ou oratório de um homem que está acostumado a usá-los. Talvez eu ainda possa ser perdoada se quebrar o Juramento dos Mistérios que prende o sigilo sobre os nomes dos iniciados e sugerir que a chave para a controvérsia Bacon-Shakespeare pode estar no fato de que Bacon e Shakespeare eram membros da mesma Ordem?

CONCLUSÃO

Nas páginas anteriores, tentei cumprir uma tarefa difícil, que é quase impossível cumprir satisfatoriamente. Limitações de espaço me impedem de explicar os meus conceitos passo a passo e oferecer provas disso. Fazê-lo exigiria uma biblioteca, não um livro. Tive que presumir em meus leitores não apenas um conhecimento da literatura do ocultismo, mas também, o que é muito mais raro, alguma experiência de sua prática. Ao mesmo tempo, procurei oferecer explicações suficientes, à medida que avançava, para tornar as minhas páginas compreensíveis para aqueles cujo conhecimento do assunto é apenas superficial.

Este livro não é, e não pode ser, um manual satisfatório para o tratamento de distúrbios psíquicos. Tudo o que ele pode fazer é apontar as direções em que as investigações podem ser conduzidas com vantagem. Se servir para direcionar a atenção para certos assuntos que precisam urgentemente de investigação, terá cumprido o seu propósito.

Posso ser acusada de ter revivido as superstições da Idade Média. Devo me declarar culpada dessa acusação. Mas devo apresentar como alegação em contrário o argumento de que não poderia haver tanta fumaça sem um pouco de fogo, e que as superstições da Idade Média podem merecer um exame à luz das recentes descobertas sobre a psicologia do subconsciente.

Quem estiver familiarizado com a literatura de pesquisa psíquica, psicologia das anormalidades e aspectos mais básicos desse movimento que surgiu da inspiração da Ciência Cristã, e se espalhou em uma centena de cultos descontrolados, não pode deixar de ficar impressionado com o fato de que os antigos caçadores de bruxas estavam buscando exatamente os mesmos fenômenos que encontramos em todos esses diferentes movimentos e campos de pensamento.

Já foi dito que, desde que encontramos os estigmas da histeria distribuídos liberalmente entre aqueles seres infelizes acusados de bruxaria, o culto às bruxas é explicado e descartado. Mas podemos descobrir que um estudo dos reais motivos subjacentes ao culto das bruxas lançaria luz sobre a histeria e os estados mentais associados.

Também foi dito que a história se move em ciclos. No momento presente, estamos vendo um grande ressurgimento do interesse por assuntos psíquicos e ocultistas. Não teremos que procurar muito para descobrir que há também o início muito promissor de um culto às bruxas em nosso meio.

Que seja lembrado que os casos que citei nestas páginas são da experiência de uma única pessoa, e não sou de forma alguma excepcional no âmbito de minha experiência, embora possa ser menos cautelosa do que a maioria ao me comprometer com o papel. Se um mergulho no balde revela tanto, o que não pode ser descoberto por uma dragagem sistemática?

Como o meu tratamento do assunto deve ser necessariamente superficial, gostaria de chamar a atenção de meus leitores para certos livros que lançam muita luz sobre a questão, de vários ângulos.

Não apenas ocultistas, mas também psicólogos, alienistas e estudantes de assuntos psíquicos têm uma imensa dívida de gratidão com a erudição do Rev. Montague Summers e o empreendimento dos Srs. Rodker por disponibilizar traduções exatas e completas dos principais livros sobre bruxaria que foram escritos por homens que estavam realmente preocupados em erradicar o culto às bruxas e tinham conhecimento de primeira mão de sua natureza.

Além desses, gostaria de chamar a atenção de meus leitores para *The Projection of the Astral Body* (A projeção do corpo astral), de Muldoon e Carrington, que lança uma luz muito interessante sobre a maneira pela qual as bruxas genuínas frequentavam os Sabás. Não pretendo com essas palavras sugerir que o Sr. Muldoon é viciado em feitiçaria, mas ele certamente tem os poderes tradicionais, e, se pode fazer essas coisas nos dias de hoje, por que as bruxas não poderiam fazê-las no passado? De qualquer forma, não acho que haja muita dúvida de que a Santa Inquisição teria lhe feito o elogio de queimá-lo se ele tivesse vivido durante o seu apogeu.

Thirty Years with the Dead (Trinta anos com os mortos), do Dr. Wickstead, é outro livro que traz a autoridade para a experiência pessoal em vez de citar poderios e teorizar sobre eles. É o registro de um médico de um asilo cuja esposa é médium de transe, e que fez uma notável série de investigações sobre a natureza das entidades obsessivas.

No livro do Dr. Moll sobre hipnotismo, alguns fenômenos notáveis são registrados de forma não encontrada nos livros modernos, seja porque os investigadores são menos especialistas em explicá-los, ou mais cautelosos em comunicá-los, tendo lucrado com a experiência dos primeiros investigadores. Alguns dos primeiros livros sobre hipnose e mesmerismo fornecem algumas leituras muito interessantes para o investigador psíquico.

Medical Psychology and Psychical Research (Psicologia médica e pesquisa psíquica), do Dr. T. W. Mitchell, é outro livro valioso para o estudante, que deve estar familiarizado não apenas com os sinais de ataque psíquico, mas também com os sinais de pseudoataque, a fim de que possa distingui-los e não ser enganado em alguns erros muito desconfortáveis. Descobrir que alguém foi enganado com sucesso por um lunático é uma experiência humilhante.

Human Personality (Personalidade humana), de Myers, é certamente um clássico com o qual todo estudante de fenômenos psíquicos deve estar familiarizado. Existe uma excelente edição resumida disponível para aqueles que não se sentem à altura de lidar com os dois volumes maciços da edição original.

Dream Psychology (Psicologia do sonho), de Nicholl, e *Psychology of Insanity* (Psicologia da insanidade), de Hart, são dois pequenos livros extremamente esclarecedores, ambos escritos para o leigo e prontamente por ele compreensíveis. Eles lançam muita luz sobre os mecanismos da mente, e ninguém deve tentar lidar com um ataque psíquico a menos que compreenda esses mecanismos. O meu próprio livrinho *Machinery of the Mind* (Maquinaria da mente), escrito sob meu nome de solteira, Violet M. Firth, será, creio eu, uma útil introdução geral à psicologia moderna.

Abordemos o tema da feitiçaria moderna não com espírito de incredulidade nem de superstição, mas do ponto de vista do psicólogo, procurando compreender o funcionamento da mente e preparados para descobrir muitas coisas que, até então, passaram despercebidas.

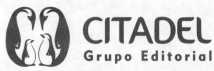

Livros para mudar o mundo. O seu mundo.

Para conhecer os nossos próximos lançamentos
e títulos disponíveis, acesse:

🌐 www.**citadel**.com.br

f **/citadeleditora**

📷 **@citadeleditora**

🐦 **@citadeleditora**

▶ Citadel – Grupo Editorial

Para mais informações ou dúvidas sobre a obra,
entre em contato conosco por e-mail:

✉ contato@**citadel**.com.br